主动脉疑难病例腔内治疗新技术实战解析

主审 ◎ 陈　忠　符伟国　郭　伟

主编 ◎ 戴向晨　陆清声　郭连瑞

科学技术文献出版社

SCIENTIFIC AND TECHNICAL DOCUMENTATION PRESS

·北京·

图书在版编目（CIP）数据

主动脉疑难病例腔内治疗新技术实战解析 / 戴向晨，陆清声，郭连瑞主编．-- 北京：科学技术文献出版社，2024.12. -- ISBN 978-7-5235-2023-9

Ⅰ. R543.105

中国国家版本馆 CIP 数据核字第 2024AT3503 号

主动脉疑难病例腔内治疗新技术实战解析

策划编辑：王黛君　吕海茹　责任编辑：吕海茹　责任校对：王瑞瑞　责任出版：张志平

出　版　者	科学技术文献出版社
地　　　址	北京市复兴路15号　邮编 100038
编　务　部	（010）58882938，58882087（传真）
发　行　部	（010）58882905，58882870（传真）
邮　购　部	（010）58882873
官　方　网　址	www.stdp.com.cn
发　行　者	科学技术文献出版社发行　全国各地新华书店经销
印　刷　者	北京地大彩印有限公司
版　　　次	2024 年 12 月第 1 版　2024 年 12 月第 1 次印刷
开　　　本	787×1092　1/16
字　　　数	318千
印　　　张	14.25
书　　　号	ISBN 978-7-5235-2023-9
定　　　价	138.00元

编委会

推荐序

2024 年春天，戴向晨主任邀请我作为本书的主审，虽然日常工作非常繁忙，但我还是欣然应允，原因有三：一是血管外科还处在蓬勃发展的关键时期，需要不断地总结经验教训；二是这样的实战病例解析能够给更年轻的医生提供有价值的参考，有助于血管外科临床人才的培养；三是有感于年轻医生为血管外科发展贡献力量的热情，我很乐意在他们前进的路上给予足够的支持！

本书主要涉及复杂主动脉疾病，重点聚焦当下的主动脉治疗新技术领域，可以为准备接受血管外科专业能力培训和进修的中青年医生提供实战病例经验参考。本书内容来自国内多个血管外科中心的复杂主动脉病例，每一个病例都是编者根据临床实践创作而成。本书前四篇讨论胸主动脉、胸腹主动脉、腹主动脉、髂动脉等部位的复杂病例，后三篇阐述先天性、遗传性、炎性主动脉疾病以及手术并发症处理等疑难病例。这本书凝聚了诸多血管外科医生的临床经验，展现了当下主动脉外科的部分技术进展，可以在一定程度上帮助读者了解到不同类型的主动脉外科问题的处理过程，能够帮助他们在今后的工作中为患者选择正确的治疗方法、避开可能的陷阱！

由于种种现实原因和限制，本书未能覆盖所有的疾病类型和治疗方法。同时，有些新方法是通过对目前可用手术耗材的改造应用而完成的，尽管这些创新应用都经过了各医院伦理委员会备案、对患者进行了充分的告知并且患者已签署知情同意书，但治疗的效果还需要时间的检验和远期结果的评价。所以，本书并不是一本提供规范化专业指导的教材，请读者们清楚这一点。但我还是乐见此书的出版，因为它提供了这一段时期的一些宝贵探索经验，是对我们血管外科医生应用新技术挑战复杂疑难主动脉病例临床实践的部分阶段性总结，值得大家分享、学习、研究、反思。

　　希望本书能够成为一本有用的参考书，帮助中青年血管外科医生更好地理解主动脉治疗领域的新技术，在未来遇到类似的情况时能够更好地应对，为患者的生命健康保驾护航！

　　在此，我也感谢所有编审人员的辛勤工作和贡献！我们全体编审人员及医生读者愿为维护患者的生命健康贡献力量！

陈忠

2024 年 11 月

自 序

　　本书是按照建设国家卫生健康委外周血管外科介入培训与进修基地的要求，为准备接受血管外科专业能力培训和进修的中青年医生提供的实战病例精选。本书内容主要涉及复杂主动脉疾病，聚焦当下的主动脉治疗新技术领域，希望能够展示目前中国血管外科主动脉疾病治疗中应用的前沿技术和新器具。本书旨在成为一本有用的参考书，帮助中青年血管外科医生更好地理解这些新技术，在未来遇到类似的情况时能够更好地应对，为维护患者的生命健康贡献力量！

　　本书涉及多种类型的病例，包括按照解剖部位划分的胸主动脉疾病、胸腹主动脉疾病、腹主动脉疾病和髂动脉疾病等，也包括先天性主动脉疾病、遗传性主动脉疾病、炎性主动脉疾病以及手术并发症处理等，力求展现当下主动脉外科的技术进展。这些内容来自全国多个血管外科中心的复杂主动脉病例的实战案例，凝聚了诸多血管外科医生的临床经验，相信能够帮助读者了解各种不同类型的主动脉外科问题的处理过程，进而为患者做出正确的治疗方案、避开可能的陷阱！

　　尽管本书力求提供全面的复杂主动脉疾病的新疗法，但由于病例选择的局限性，本书并不能覆盖所有的主动脉疾病类型和治疗方法，且有些方法还需要时间的检验和远期结果的评价。因此本书内容不能代替实际临床实践和专业指导，但我们希望本书能为中青年医生提供参考，能启发中青年医生在面对类似病例时结合自己和患者的实际情况进行思考和实践。同时，我们也欢迎读者提供反馈和意见，帮助我们进一步完善和改进本书的内容。

　　在此，特别要感谢陈忠教授、符伟国教授和郭伟教授对本书的审定及提出的宝贵修改建议，他们的丰富经验为本书的撰写把握了方向！感谢所有编写者的辛勤工作和贡献，他们付出了大量的时间和精力，精心挑选案例、整理材料、撰写文字、修饰图片、分享宝贵的诊疗经验！正是他们的共同努力和贡献，本书才得以顺利完成。我们还要感谢为本书出版提供帮助和支持的人员和组织，特别是我们的家人和朋友，他们一直理解和支持我们在业余时间的工作和研究。此外，还要感谢出版社编辑团队的支持与合作，他们的专业知识和经验对本书的出版发挥了不可或缺的作用。最后，我们要感谢读者对本书的关注和阅读。

我们相信，在医学专业的道路上，我们全体编审人员及本书的核心读者——未来优秀的血管外科医生，将会共同为维护患者的生命健康贡献力量！

戴向晨　陆清声　郭连瑞

2024 年 10 月

目 录

胸主动脉篇

胸腹主动脉篇

腹主动脉篇

髂动脉篇

主动脉畸形及遗传性主动脉疾病篇

炎性主动脉病变篇

主动脉腔内治疗并发症篇

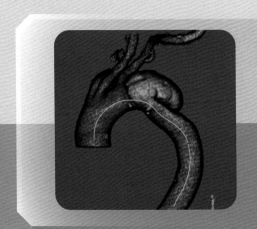

胸主动脉篇

病例1 杂交手术加PETTICOAT技术治疗复杂主动脉夹层

撰写 何玉祥，审校 吴学君

一、简要病史

患者，男性，27岁，因"突发胸背部疼痛4天"入院。否认高血压病史，烟酒史10余年。

二、病例特点

患者为青年男性，突发胸背部疼痛4天，CT血管成像（CT angiography，CTA）明确B型主动脉夹层的诊断（图1-1）。夹层破口位于左锁骨下动脉（left subclavian artery，LSA）起始部，锚定区不足，需向近心端拓展健康锚定区。夹层真腔纤细、假腔巨大，腹主动脉中段真腔基本被压闭，需手术开放重塑真腔，保证内脏区及远端肢体的血供，降低远期主动脉夹层动脉瘤的发生概率。

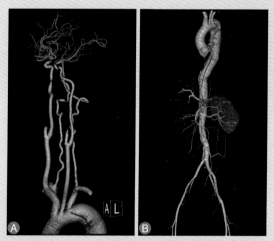

A.Stanford B型主动脉夹层，夹层破口位于左锁骨下动脉起始部。B.夹层真腔纤细、假腔巨大，腹主动脉中段真腔基本被压闭；腹腔干真、假腔供血，肠系膜上动脉、右肾动脉真腔供血合并右肾缺血，左肾动脉假腔供血；夹层累及右髂动脉合并假腔血栓形成，左髂动脉假腔供血。

图1-1 术前CTA

三、治疗过程

手术策略：左颈总动脉（left common carotid artery，LCCA）-左锁骨下动脉人工血管搭桥+左锁骨下动脉起始部栓塞，以延长锚定区；胸主动脉远端放置裸支架以扩张真腔、降低脊髓缺血及新发破口发生率，近端放置覆膜支架至左颈总动脉开口左侧，覆盖左锁骨下动脉。

手术过程：先行左颈总动脉-左锁骨下动脉人工血管搭桥，胸主动脉远端放置裸支架，近端放置覆膜支架，应用左锁骨下动脉起始部栓塞术防止内漏。使用唯强胸主动脉裸支架

DMTB-2620200 及 GORE 28-150 覆膜支架远端重塑真腔（图 1-2、图 1-3）。

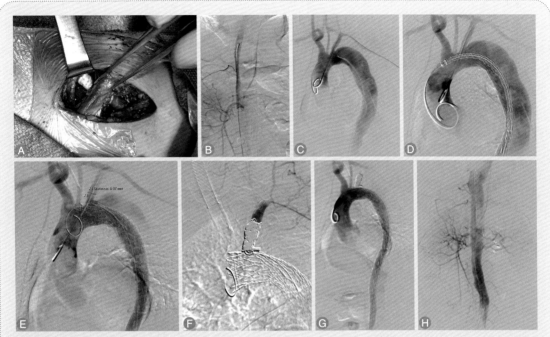

A. 左颈总动脉 - 左锁骨下动脉人工血管搭桥；B. 主动脉真腔纤细、部分完全闭塞；C. 锚定区不足，假腔巨大；D. 远端先行放置唯强裸支架 DMTB-2620200，近端接续 GORE 28-150 覆膜支架；E. 放置胸主动脉覆膜支架后左锁骨下动脉破口仍有内漏；F. 应用波科 Interlock 弹簧圈致密栓塞左锁骨下动脉起始部；G. 治疗完毕后造影，左上肢血运好，无内漏；H. 治疗完毕后造影，真腔打开，内脏区血运好。

图 1-2　手术过程

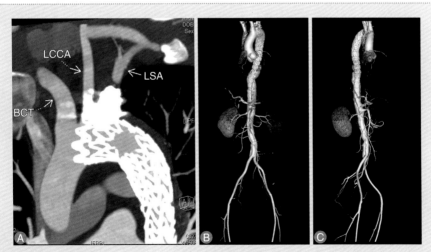

A.2D 矢状面示人工血管通畅；B、C.3D 影像显示真腔开放，下肢、内脏血供良好。LCCA：左颈总动脉；LSA：左锁骨下动脉；BCT：头臂干。

图 1-3　术后 50 天复查 CTA 结果

四、病例回顾与讨论

本例患者年轻，夹层范围广，真腔纤细、部分闭塞，假腔巨大，破口位于左锁骨下动脉起始部，锚定区不足。应用单分支支架（如 Castor 支架），若分支支架与左锁骨下动脉贴合不紧，一旦出现内漏，处理起来会比较困难。应用左颈总动脉 – 左锁骨下动脉人工血管搭桥、左锁骨下动脉起始部栓塞术，可直接栓塞左锁骨下动脉起始部的破口，且在栓塞过程中可检测内漏，确保内漏消失。传统胸主动脉腔内隔绝术（thoracic endovascular aortic repair，TEVAR）对远端主动脉重塑效果不够理想，而且覆膜支架覆盖过长影响脊髓供血，截瘫概率较高。本例于胸主动脉放置覆膜支架并在覆膜支架远端续接裸支架（预制延伸以诱导完全贴合技术，provisional extension to induce complete attachment，PETTICOAT），提高对内膜片的固定作用，扩开真腔，压迫假腔，改善主动脉重构，从而保证内脏及下肢血供，一定程度上减少了因脊髓缺血而截瘫的发生率。

病例2　腔内技术治疗主动脉严重扭曲的巨大弓部动脉瘤

撰写　黄竞争，审校　周为民

一、简要病史

患者，女性，61岁，因"检查发现主动脉弓部动脉瘤1天"入院。患者否认高血压、糖尿病、冠心病病史。查体见额纹不对称，上睑下垂，胸壁静脉曲张，余无阳性体征。

二、病例特点

患者为老年女性，因检查发现巨大弓部动脉瘤而入院，无自觉症状。CTA可见胸主动脉弓部血管呈"Z"形扭曲，巨大弓部动脉瘤，最大直径约110 mm，瘤体近端累及左颈总动脉（LCCA）且压迫致其纤细（图2-1、图2-2）。近端锚定区不足，为延长锚定区需重建LCCA；同时为避免Ⅱ型内漏需对左锁骨下动脉（LSA）进行栓塞。

三、治疗过程

本例采用全腔内方式治疗，利用覆膜支架隔绝动脉瘤。术中通过建立牵张通路，实现"双鞘对吻"后将支架近端送至头臂干（BCT）开口远端，从而获得足够的锚定区，支架成功展开后，多次尝试原位开窗均未成功破膜，遂采用"烟囱"技术重建LCCA，最后栓塞LSA。术后造影未见瘤体显影，无内漏，LCCA血流通畅，LSA近端未见显影，远端可见反流；颅内血流通畅（图2-3）。

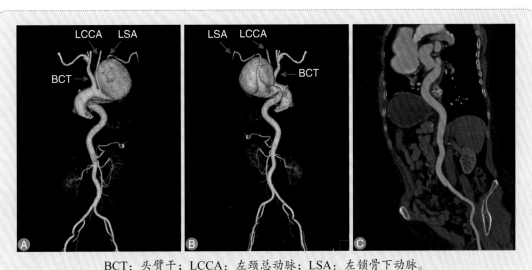

BCT：头臂干；LCCA：左颈总动脉；LSA：左锁骨下动脉。

图2-1　术前CTA三维重建示主动脉弓部血管严重扭曲，巨大弓部动脉瘤，瘤体近端累及LCCA且致其受压纤细

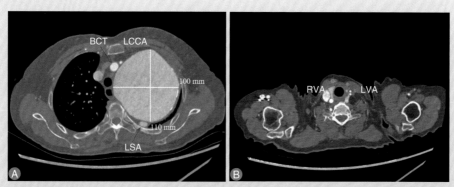

RVA：右椎动脉；LVA：左椎动脉；BCT：头臂干；LCCA：左颈总动脉；LSA：左锁骨下动脉。

图2-2　术前CTA横断面示巨大弓部动脉瘤，最大直径约110 mm，LCCA受压纤细；RVA为优势血管

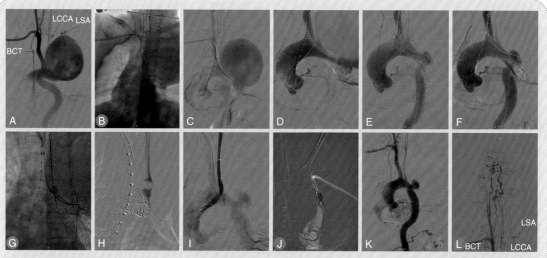

A. 术前造影；B. 建立牵张通路；C. 通过牵张通路实现"双鞘对吻"；D. 主体支架顺利抵达目标区域；E. 第一阶段释放支架（TGMR 313120，GORE），见少许内漏；F. 第二阶段完全释放支架，未见明显内漏；G、H. 原位开窗，行穿刺破膜失败；I. 采用"烟囱"技术重建LCCA（FVL 08060，BARD）；J. 栓塞LSA；K. 术后造影见瘤体消失，无内漏，LCCA血流通畅；L. 脑血管造影见颅内血流通畅。BCT：头臂干；LCCA：左颈总动脉；LSA：左锁骨下动脉。

图2-3　手术过程

四、病例回顾与讨论

本例的治疗难点有以下几点：①主动脉扭曲极其严重，如何将支架安全输送到指定位置并成功释放？②巨大弓部动脉瘤，瘤体凸向大弯侧，BCT后缘至动脉瘤锚定区间内直径变化较大，如何高标准安全锚定、密封从而避免内漏？③动脉瘤压迫弓上分支，近端锚定区不足，需要延长锚定区至BCT后缘，如何处理弓上分支？

在治疗过程中应着重注意以下方面。

（1）患者主动脉严重扭曲，需保障支架能顺利通过该区域抵达近端锚定区。因此可通

过腋动脉入路抓捕通过迂曲段主动脉的导丝从而建立牵张通路，并利用该通路实现"双鞘对吻"，从而将支架输送器成功通过迂曲段主动脉送达近端锚定区，避免了导丝对主动脉的损伤。

（2）成功的 TEVAR 取决于 3 个关键方面：患者相关因素（潜在的主动脉疾病、个体解剖结构）、手术相关因素（术前计划、术中影像学检查）和器械相关因素（支架移植物设计、顺应性）。研究表明，GORE TAG 可主动调控胸主动脉覆膜支架系统，具有主动控制功能、可调、可控，在支架部署准确性、适应性和临床有效性方面能够有效应对主动脉弓部的挑战。考虑到本例的特点及难点，我们选用了 GORE 的可主动调控胸主动脉覆膜支架系统（TGMR 313120，GORE），利用其可调、可控的特点，实现近端及远端的精准释放，进一步提高了手术安全性。

（3）主动脉分支的腔内重建方法有"烟囱"技术、原位开窗技术及分支支架技术等。虽然"烟囱"技术较为成熟，但其Ⅰa 型内漏发生率高达 22%。而原位开窗技术是一种相对理想的用于保持主动脉分支的灌注的方法，虽然是一种超说明书的方法，但其内漏率显著低于"烟囱"技术（4.8%）。本例术前计划采用原位开窗技术重建 LCCA，但该患者的 LCCA 开口角度较大，穿刺破膜困难，为避免开窗时间长导致缺血性脑卒中，遂采用"烟囱"技术对其进行重建。而对于 LSA 的处理，考虑到该患者右椎动脉为优势血管，栓塞后对颅内血供影响较小，因此对其进行栓塞处理，未对其进行重建。

参考文献

[1] BISCHOFF M S, MÜLLER-ESCHNER M, MEISENBACHER K, et al. Device conformability and morphological assessment after TEVAR for aortic type B dissection: a single-centre experience with a conformable thoracic stent-graft design[J]. Med Sci Monit Basic Res, 2015, 21: 262-270.

[2] BÖCKLER D, BISCHOFF M S, KRONSTEINER D, et al. Outcome analysis of the Gore conformable thoracic stent graft with active control system for the treatment of arch and descending thoracic aortic disease[J]. Eur J Cardiothorac Surg, 2021, 60(6): 1455-1463.

[3] RUDARAKANCHANA N, JENKINS M P. Hybrid and total endovascular repair of the aortic arch[J]. Br J Surg, 2018, 105(4): 315-327.

[4] GLORION M, COSCAS R, MCWILLIAMS R G, et al. A comprehensive review of in situ fenestration of aortic endografts[J]. Eur J Vasc Endovasc Surg, 2016, 52(6): 787-800.

[5] SCURTO L, PELUSO N, PASCUCCI F, et al. Type 1A endoleak after TEVAR in the aortic arch: a review of the literature[J]. J Pers Med, 2022, 12(8): 1279.

病例3　PMEG开窗TEVAR治疗主动脉弓部夹层动脉瘤

撰写　张磊，审校　毕伟

一、简要病史

患者，男性，58 岁，因"胸背部疼痛"入院。无腹痛、腹胀、腹泻，无恶心、呕吐，CT示主动脉弓部夹层动脉瘤。以"胸主动脉瘤"收入。患者自发病以来，精神睡眠可，大小便正常，体重无明显变化。有高血压病史 10 年，血压最高 190/120 mmHg。

二、病例特点

患者胸背部疼痛入院（图 3-1），主动脉弓部夹层动脉瘤，第一破口在左锁骨下动脉起始部，且主动脉全程血肿，左锁骨下动脉远端无锚定区。

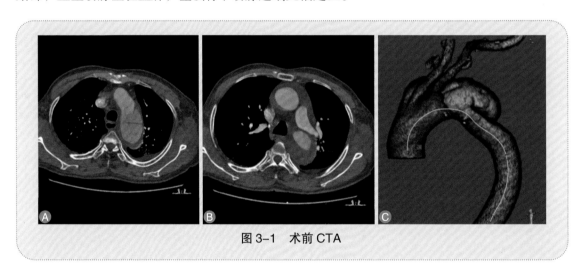

图 3-1　术前 CTA

三、治疗过程

手术方案：左锁骨下动脉到左颈总动脉距离 12 mm，可增加约 20 mm 锚定区，选择在左颈总动脉后缘定位支架，重建左锁骨下动脉；采用 PMEG（physician-modified endograft，医生改制支架）技术对支架预开小窗，重建左锁骨下动脉的同时，亦不破坏支架结构。左锁骨下动脉置入与胸主动脉支架覆膜材质相同的小支架，保证两支架贴合紧密，降低内漏风险；小支架从股动脉入路置入。手术过程见图 3-2。

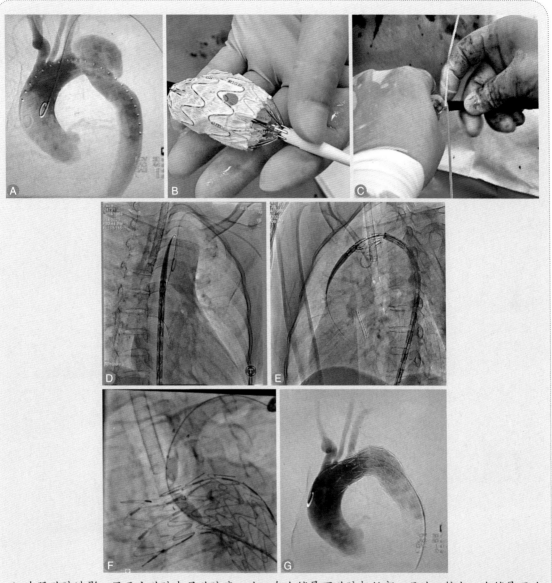

A. 左股动脉造影，显示主动脉夹层动脉瘤，破口在左锁骨下动脉起始部，且破口较大，左锁骨下动脉无健康锚定区；B. 由于左锁骨下动脉到左颈总动脉距离 12 mm，在距离支架近端 12 ~ 17 mm 处开小圆窗；C. 按照支架原有结构回装支架至输送鞘（避免扭转）；D. 在右前斜位置观察支架自身标记相对位置，支架在降主动脉缓慢旋转，逐渐输送至弓顶部，边输送边观察，直至窗口调整至左锁骨下动脉方向；E. 选左前斜合适投影角度，调整支架至左颈总动脉后缘，边造影边释放支架，直至支架完全释放；F. 从右股动脉撤出输送鞘，更换大鞘，从右股动脉进 MPA1 导引导管超选至左锁骨下动脉窗口并用球囊扩张，置入 10-50 覆膜支架；G. 术后造影，示夹层动脉瘤完全隔绝，无内漏，患者苏醒后胸痛症状消失。

图 3-2 手术过程

四、病例回顾与讨论

患者较年轻，且动脉瘤直径超 53 mm，如不积极进行治疗干预，有破裂死亡风险。本例棘手的问题在于：1. 如何在增加锚定区的情况下，保证左锁骨下动脉供血？ 2. "烟囱"技术内漏风险较大怎么办？（大概率会漏）3. 单分支支架费用太高。

破口距离分支较近的病例在临床中占据 1/3 以上，应用体外预开窗技术具有得天独厚的优势，能够快速完成弓部分支重建，减少手术操作步骤，从而降低术后脑梗等并发症的发生。同时，这款支架为 e-ptfe 覆膜支架，与大支架材质相同，具有支撑性强、柔顺性好、输送鞘细（9F）、通过性好等特点，比较适合作为分支支架。

病例4　PMEG三开窗TEVAR治疗主动脉弓部动脉瘤

撰写　徐创，审校　戴向晨

一、简要病史

患者，男性，39岁，因"突发胸痛1天"入院。有高血压病史13年，未规律口服药物治疗，无糖尿病病史，无冠心病及结缔组织病病史。

二、病例特点

患者为中年男性，突发胸痛1天，主动脉弓部假性动脉瘤累及弓上三分支（图4-1），需要将升主动脉Z0区作为近端锚定区，延长锚定区的同时需保留头臂干、左颈总动脉、左锁骨下动脉的血供。

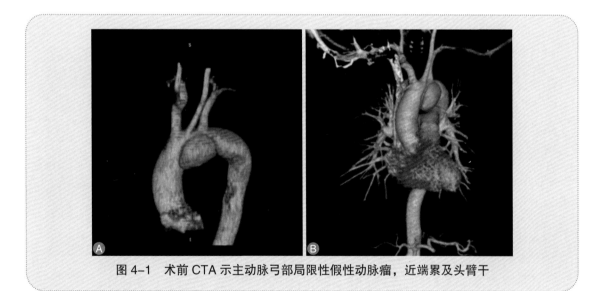

图4-1　术前CTA示主动脉弓部局限性假性动脉瘤，近端累及头臂干

三、治疗过程

向患者交代开放手术及介入手术两种手术方案后，患者选择介入手术方案，本例采用台上体外预开窗方式，延长锚定区的同时保留头臂干、左颈总动脉、左锁骨下动脉的血供。术中预置导引导丝及半释放装置辅助开窗支架精准定位、释放（图4-2）。术中数字减影血管造影（digital subtraction angiography，DSA）进一步证实胸主动脉瘤累及弓上三分支。术后造影显示假性动脉瘤腔封堵满意，无内漏，头臂干、左颈总动脉、左锁骨下动脉均显影，主动脉支架及各分支动脉支架位置、形态良好。手术过程见图4-3。

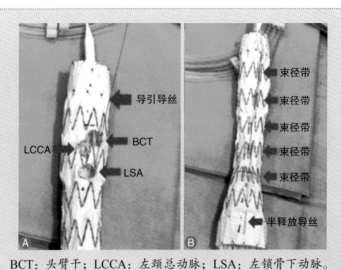

BCT：头臂干；LCCA：左颈总动脉；LSA：左锁骨下动脉。

图 4-2　根据术前测量结果使用 Cook 42-38-200 胸主动脉覆膜支架台上体外预开窗，缝制金标标记点标记头臂干、左颈总动脉、左锁骨下动脉开窗位置，预置导引导丝及半释放装置辅助支架精准定位、释放

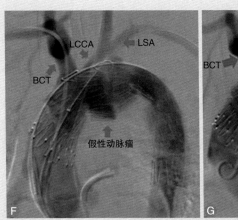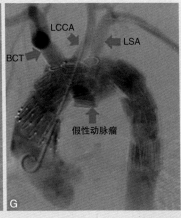

A、B. 术中 DSA 进一步证实胸主动脉瘤累及弓上三分支；C、D. 送入支架，于降主动脉解缠绕后从左锁骨下动脉将导引导丝引出，在半释放装置辅助下，根据标记点位置进行弓上动脉精准定位；E、F. 确认窗口与主动脉分支关系后，解除半释放装置，完全释放支架，再次造影证实开窗位置对位精准，各分支动脉通畅；G. 于头臂干置入 14-40 Smart 裸支架，左颈总动脉及左锁骨下动脉分别置入 10-40 Zilver Flex 裸支架，术终造影假性动脉瘤腔封堵满意，无内漏，头臂干、左颈总动脉、左锁骨下动脉均显影，主动脉支架及各分支动脉支架位置、形态良好。BCT：头臂干；LCCA：左颈总动脉；LSA：左锁骨下动脉。

图 4-3　手术过程

四、病例回顾与讨论

本例的治疗难点在于假性动脉瘤累及主动脉弓部且主动脉弓上三分支均受累。为了获得足够的近端锚定区，覆膜支架需要锚定于升主动脉 Z0 区且保留头臂干、左颈总动脉、左锁骨下动脉的血供。

同时在治疗过程中我们需注意以下方面：该患者较为年轻，在手术方式选择方面需要特别慎重，需向患者充分交代开放手术及介入手术两种手术方案利弊后尊重患者意愿。在开窗过程中，需要注意避免在支架金属骨架位置开窗。在支架输送过程中，容易出现导引导丝与主体支架缠绕的情况，需要将支架在降主动脉内解除缠绕，再将支架送至主动脉弓部，尽量避免在主动脉弓部解除缠绕。

病例5 PMEG三开窗TEVAR治疗创伤性胸主动脉夹层

撰写 邱佳聪，审校 周为民

一、简要病史

患者，男性，23岁，因"外伤致骨盆、左下肢疼痛15天，发现胸主动脉夹层1天"入院。既往体健。

二、病例特点

患者为青年男性，由于高处坠落导致骨盆、左下肢、肋骨和面颅骨多发骨折，术前CTA见图5-1。当地医院急诊行"开胸探查＋双侧肋骨骨折切开复位内固定术＋左侧股骨骨折切开复位内固定术＋骨盆骨折闭合复位内固定术"，术后行胸部CT提示胸主动脉夹层。该患者为创伤性的胸主动脉夹层，破口大，破口累及左锁骨下动脉和左颈总动脉，同时头臂干和左颈总动脉间距非常短。

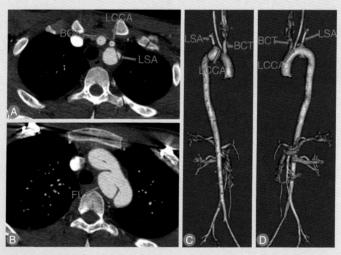

A、B.横断面；C、D.主动脉重建。BCT：头臂干；LCCA：左颈总动脉；LSA：左锁骨下动脉；FL：假腔。

图5-1 术前CTA示主动脉弓部可见双腔影，累及左锁骨下动脉和左颈总动脉，破口大

三、治疗过程

本例根据影像学测量和3D打印模型采用覆膜支架体外预开窗技术，重建头臂干、左颈总动脉和左锁骨下动脉，经破口对假腔进行栓塞，全微创治疗创伤性胸主动脉夹层（图5-2）。术后造影显示胸主动脉夹层消失，破口封堵满意，左锁骨下动脉、左颈总动脉和头臂干显影通畅（图5-3）。

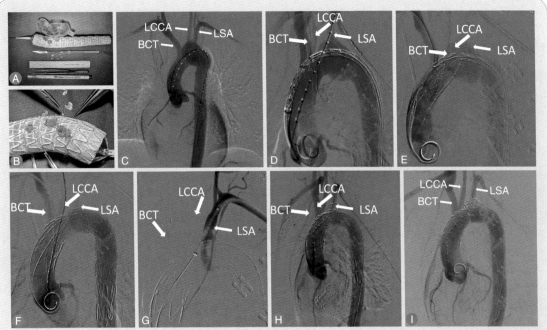

A. 术中支架改装所用器械；B. 支架改装后；C. 术中造影，可见胸主动脉夹层动脉瘤，夹层累及左颈总动脉和左锁骨下动脉，同时头臂干距离左颈总动脉非常近；D. 置入改装后胸主动脉支架后的造影；E. 超选头臂干后造影；F. 超选左颈总动脉后造影；G. 超选左锁骨下动脉造影；H. 弓上三分支支架置入后造影；I. 假腔栓塞后造影。BCT：头臂干；LCCA：左颈总动脉；LSA：左锁骨下动脉。

图 5-2　手术过程

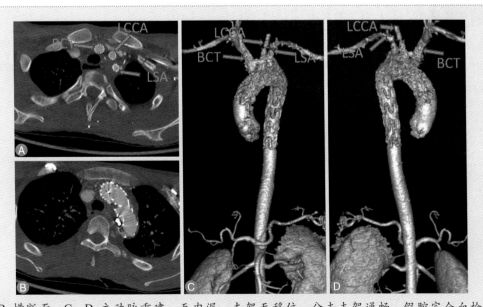

A、B. 横断面；C、D. 主动脉重建：无内漏，支架无移位，分支支架通畅，假腔完全血栓化。
BCT：头臂干；LCCA：左颈总动脉；LSA：左锁骨下动脉。

图 5-3　患者术后半年复查 CTA

四、病例回顾与讨论

本例治疗的难点在于创伤性胸主动脉夹层累及左锁骨下动脉和左颈总动脉。采用覆膜支架体外预开窗技术和假腔封堵技术全腔内治疗的方法，考虑患者为创伤性胸主动脉夹层，发病时间短，处于亚急性期，为了降低并发症的发生率，缩短术中颅脑缺血时间，在 CTA 精准测量和 3D 打印模型辅助下预开窗重建弓上三分支，支架近端锚定至升主动脉，腔内重建头臂干、左颈总动脉和左锁骨下动脉。

治疗此类疾病时应着重考虑以下方面。

创伤性主动脉损伤（traumatic aortic injury，TAI）因受致伤因素、受伤部位和合并伤的类型等因素影响，病情复杂，漏诊率高，病死率极高。2015 年美国东部创伤外科学会指南认为 TAI 在 24 小时内血管破裂的风险最高，患者发病后应立即进行手术治疗，但截瘫、内漏等并发症发生率较高。因此指南建议，若患者病情相对平稳，在严格控制血压的前提下，推荐延迟行 TEVAR。本例生命体征平稳，我们在患者外伤后 17 天亚急性期行 TEVAR。

该患者胸主动脉夹层累及左锁骨下动脉和左颈总动脉，头臂干距离左颈总动脉非常近，需要重建弓上三分支。术前在 3D 打印模型辅助下结合术前影像学测量，采用体外预开窗和束径技术改装覆膜支架，全腔内隔绝胸主动脉夹层。该手术方式能够减少对胸主动脉的干扰及改善弓上分支动脉的显影，同时也能够避免开胸体外循环等创伤大的手术。

参考文献

[1] 李瑶珍, 欧阳洋, 姬晓钰, 等. 创伤性主动脉损伤的临床病理特征及其腔内治疗的疗效分析 [J]. 中国普通外科杂志, 2022, 31(6): 767-774.

[2] FOX N, SCHWARTZ D, SALAZAR J H, et al. Evaluation and management of blunt traumatic aortic injury: a practice management guideline from the Eastern Association for the Surgery of Trauma[J]. J Trauma Nurs, 2015, 22(2): 99-100.

[3] 秘家学, 戴向晨, 刘宗玮, 等. 体外预开窗 TEVAR 治疗主动脉弓部疾病的中期结果分析 [J]. 血管与腔内血管外科杂志, 2021, 7(7): 773-777.

[4] CANAUD L, OZDEMIR B A, CHASSIN-TRUBERT L, et al. Homemade fenestrated stent-grafts for complete endovascular repair of aortic arch dissections[J]. J Endovasc Ther, 2019, 26(5): 645-651.

病例6　主动脉弓部针刺原位三开窗TEVAR治疗主动脉夹层

撰写　张楚汐，审校　周为民

一、简要病史

患者，男性，36岁，因"腰背痛4天，加重5小时"入院。既往身体状况一般，否认高血压病史，有烟酒嗜好。

二、病例特点

患者为中年男性，诊断为非A非B型主动脉夹层，破口大，在主动脉弓部，假腔亦大，右肾动脉、腹腔干和肠系膜上动脉均起自假腔，夹层行程长，弓上三分支均受累。术前CTA见图6-1、图6-2。

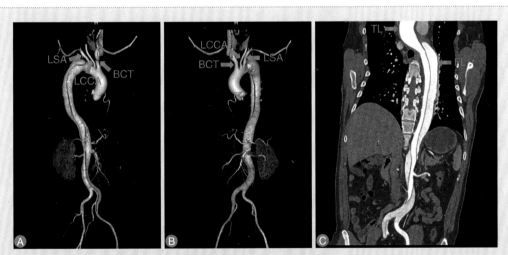

BCT：头臂干；LCCA：左颈总动脉；LSA：左锁骨下动脉；TL：真腔；FL：假腔。

图6-1　术前CTA示非A非B型主动脉夹层，弓上三分支受累，主动脉弓部可见破口，腹腔干和肠系膜上动脉均起自假腔，左肾动脉起自真腔，右肾动脉起自假腔

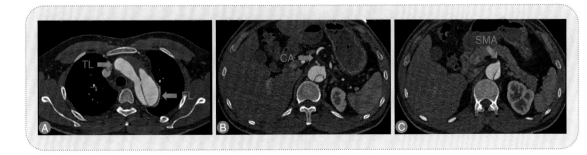

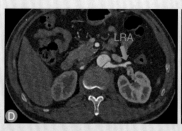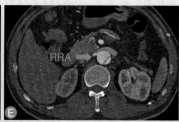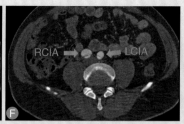

TL：真腔；FL：假腔；CA：腹腔干；SMA：肠系膜上动脉；LRA：左肾动脉；RRA：右肾动脉；RCIA：右髂总动脉；LCIA：左髂总动脉。

图 6-2　横断面 CTA 示夹层远端累及双侧髂动脉、腹腔干、肠系膜上动脉、左肾动脉、右肾动脉

三、治疗过程

本手术采用腔内技术覆膜支架隔绝 + 主动脉弓上原位三开窗进行治疗，将肝脏活检穿刺针从左颈总动脉内置入，在穿刺鞘的保护下向近端抵于主体支架表面。成功破膜后，穿刺针内置入 V-18 导丝，沿着导丝置入高压球囊扩张孔洞，扩张完全后根据术前测量结果于头臂干及左颈总动脉置入覆膜支架，头臂干置入 13-50 覆膜支架（Fluency），左颈总动脉置入 8-50 覆膜支架（Viabahn）。造影确认双侧颈动脉重建良好后，停止体外循环。自左肱动脉鞘内置入 Fustar 导管 + 气管活检针，向近端抵于主体支架，破膜成功后置入导丝，以高压球囊扩张完全后，根据术前测量左锁骨下动脉直径结果，置入 8-50 覆膜支架（Fluency）；造影示主动脉夹层破口消失，弓上三分支支架血流通畅。手术过程、术中 DSA、术后 CTA 见图 6-3 ~ 图 6-5。

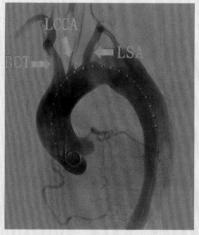

BCT：头臂干；LCCA：左颈总动脉；LSA：左锁骨下动脉。

图 6-3　术中 DSA 示非 A 非 B 型主动脉夹层，弓上三分支受累

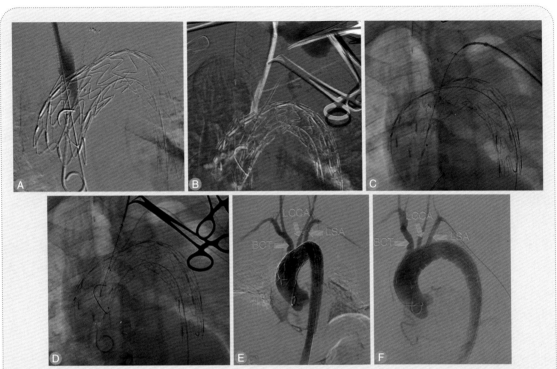

A、B. 从左颈总动脉置入肝脏活检穿刺针破膜，左颈总动脉置入 8-50 覆膜支架（Viabahn）；C、D. 头臂干置入 13-50 覆膜支架（Fluency）；E、F. 自左肱动脉鞘内置入穿刺针破膜后置 8-50 覆膜支架（Fluency）完成三开窗。BCT：头臂干；LCCA：左颈总动脉；LSA：左锁骨下动脉。

图 6-4　手术过程

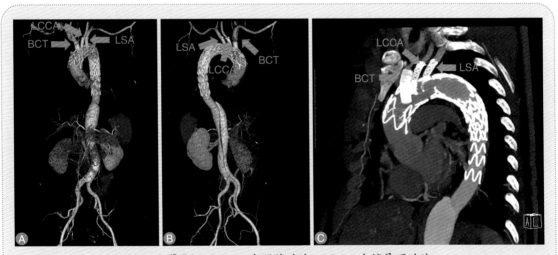

BCT：头臂干；LCCA：左颈总动脉；LSA：左锁骨下动脉。

图 6-5　患者术后 1 年复查 CTA，无内漏，支架无移位，分支支架通畅，假腔血栓化

四、病例回顾与讨论

主动脉夹层是一种极为凶险的临床急症，其特点是主动脉内膜的撕裂，使得血液流入血管壁的中间层，从而形成真假两个腔室。这种病理状态不仅增加了主动脉破裂致死的风险，还可能引起重要脏器的血液供应不足。根据 De Bakey 分型，主动脉夹层被分为 Ⅰ 型、Ⅱ 型和 Ⅲ 型。相比之下，Stanford 分型则将所有影响到升主动脉的病例划分为 A 型，而仅限于左锁骨下动脉远端的夹层定义为 B 型。然而，De Bakey 分型和 Stanford 分型都没有涵盖只累及主动脉弓或同时累及主动脉弓和降主动脉的主动脉夹层。为此，Von Segesser 等在 1994 年首先提出将这类主动脉夹层称为非 A 非 B 型主动脉夹层。非 A 非 B 型主动脉夹层虽然在主动脉夹层病例中并不常见，但由于它会涉及主动脉弓的重要分支血管，并常常伴随复杂的临床症状，并且对于这种类型的疾病特征及其一线治疗方案，目前尚未形成统一的共识，这给临床诊断和治疗带来了极大的挑战。根据现有文献，非 A 非 B 型主动脉夹层的手术治疗选项包括腔内治疗、杂交手术，以及开胸冰冻"象鼻"手术。腔内治疗因其创伤小、手术时间短和围手术期死亡率低而在临床上被广泛应用。腔内治疗常用的技术有"烟囱"技术、开窗技术，以及分支支架技术等。

本例的治疗难点在于夹层破口大、假腔大、弓上三分支受累，需要从覆膜支架破膜三开窗，同时还需注意脑保护。

在治疗过程中应着重注意以下方面。

（1）当覆膜支架进入主动脉弓部隔绝了动脉瘤，将会同时阻断三条分支血管与主动脉的连接口，进行开窗需要一定的操作时间，其间将会导致脑部供血不足。我们通过左股总动脉常规穿刺置鞘后，造影明确病变类型及锚定区，根据术前 CT 测量结果选择先健支架 36-28-200 和 30-22-160 各一枚，完整覆盖主动脉弓部，释放完成后立即开通体外循环。来自右股动脉的血流灌注至双侧颈总动脉，在暂时性封闭弓上分支期间起到保护脑血供作用。

（2）如何准确地破膜也是本手术的关键所在，我们采用肝脏活检穿刺针从颈总动脉插入，并在穿刺鞘的保护下推进至支架表面破膜。随后，将 V-18 导丝穿过穿刺针，并沿着导丝将高压球囊置入，用于扩张已经形成的孔洞。当扩张完成后，放置合适的覆膜支架。接着，通过左肱动脉鞘引入 Fustar 导管配合气管活检针，再次推进支架位置，成功破膜后置入导丝，并利用高压球囊进行扩张。最后选择合适尺寸的覆膜支架进行置入。

参考文献

[1] 王伦常, 舒畅. 非 A 非 B 型主动脉夹层的腔内治疗 [J]. 外科理论与实践,2022,27(4):294-298.

[2] GAWINECKA J, SCHÖNRATH F, VON E A. Acute aortic dissection: pathogenesis, risk factors and diagnosis[J]. Swiss Med Wkly, 2017, 147(3334): w14489.

[3] DEBAKEY M E, HENLY W S, COOLEY D A, et al. Surgical management of dissecting aneurysms of the aorta[J]. J Thorac Cardiovasc Surg,1965,49:130-149.

[4] RYLSKI B, PEREZ M, BEYERSDORF F, et al. Acute non-A non-B aortic dissection: incidence,

treatment and outcome[J]. Eur J Cardiothorac Surg,2017,52(6):1111-1117.

[5] VON SEGESSER L K, KILLER I, ZISWILER M, et al. Dissection of the descending thoracic aorta extending into the ascending aorta. a therapeutic challenge[J]. J Thorac Cardiovasc Surg,1994,108(4):755-761.

[6] LINDBLAD B, BIN J A, HOLST J, et al. Chimney grafts in aortic stent grafting: hazardous or useful technique? systematic review of current data[J]. Eur J Vasc Endovasc Surg,2015,50(6): 722-731.

[7] CANAUD L, OZDEMIR B A, CHASSIN-TRUBERT L, et al. Homemade fenestrated stent-grafts for complete endovascular repair of aortic arch dissections[J]. J Endovasc Ther,2019,26(5): 645-651.

[8] TSILIMPARIS N, DEBUS E S, VON KODOLITSCH Y, et al. Branched versus fenestrated endografts for endovascular repair of aortic arch lesions[J]. J Vasc Surg,2016,64(3):592-599.

[9] LU Q, FENG J, ZHOU J, et al. Endovascular repair by customized branched stent-graft: a promising treatment for chronic aortic dissection involving the arch branches[J]. J Thorac Cardiovasc Surg,2015,150(6):1631-1638.

[10] TENORIO E R, ODERICH G S, KÖLBEL T, et al. Multicenter global early feasibility study to evaluate total endovascular arch repair using three-vessel inner branch stent-grafts for aneurysms and dissections[J]. J Vasc Surg,2021,74(4):1055-1065.

病例7 电凝法原位开窗TEVAR治疗主动脉弓部动脉瘤

撰写 高喜翔 隗立兵，审校 郭连瑞

一、简要病史

患者，男性，61岁，因"CT发现主动脉弓部动脉瘤1个月"入院。既往有高血压、冠心病，吸烟40年。查体无阳性体征。CTA示主动脉弓部动脉瘤，最大直径52 mm，左锁骨下动脉起始部夹层（图7-1）。术前超声评估：双侧椎动脉通畅，两侧直径相当。

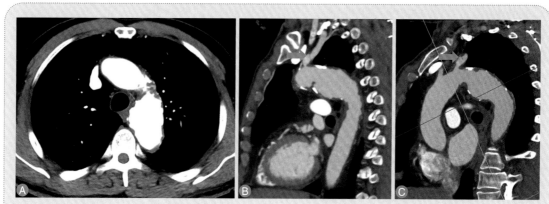

图7-1 术前CTA示主动脉弓部动脉瘤，紧邻左锁骨下动脉，左锁骨下动脉起始部小夹层（箭头）

二、病例特点

患者为老年男性，发现无症状胸主动脉弓部动脉瘤，动脉瘤紧邻左锁骨下动脉，支架近端锚定区不足，需覆盖左锁骨下动脉，以降低内漏风险；患者双侧椎动脉直径相当，且左椎动脉无狭窄、闭塞病变，故需重建左锁骨下动脉血运，以降低脑、脊髓及上肢缺血风险。

三、治疗过程

本例采用覆膜支架腔内修复，结合电凝法原位开窗修复胸主动脉弓部动脉瘤，同时重建左锁骨下动脉血运。采用右股动脉及左肱动脉入路。覆膜支架紧邻左颈总动脉开口以远放置，以获得充分的锚定区（图7-2）。经左肱动脉入路，剪裁后的0.018 in（0.46 mm）导丝配合可调弯导管在左锁骨下动脉开口处，多角度透视确定好开窗位置后进行电凝开窗。开窗成功后，球囊预扩张开窗处，置入左锁骨下动脉分支支架。术后造影证实胸主动脉弓部动脉瘤修复效果满意，左锁骨下动脉血运重建满意，椎动脉血流良好（图7-3）。

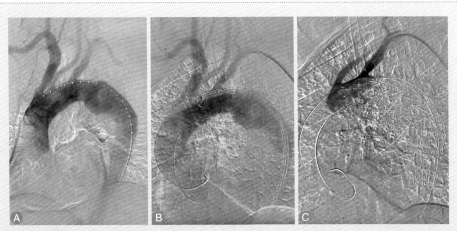

图 7-2　术中造影见主动脉弓部动脉瘤紧邻左锁骨下动脉，故将覆膜支架紧邻左颈总动脉开口以远放置，以获得足够的锚定区

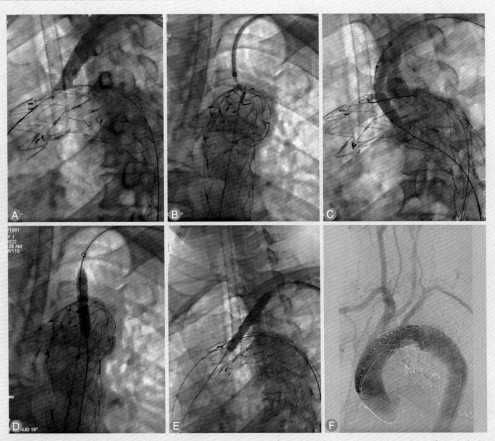

A. 左前斜 50° 明确导丝导管位于左锁骨下动脉起始部管腔中央，方向正对胸主动脉覆膜支架；B. 右前斜主动脉弓切线位再次明确导丝、导管位置和方向后进行电凝开窗；C、D. 球囊预扩开窗处时分别于左前斜位及右前斜位再次确认开窗成功；E. 置入 Lifestream 10-58 球扩覆膜支架；F. 最终造影证实胸主动脉弓部动脉瘤修复效果满意，左锁骨下动脉重建效果良好，无内漏。

图 7-3　电凝开窗过程

四、病例回顾与讨论

本例患者治疗的关键点在于动脉瘤紧邻左锁骨下动脉开口，为了获得足够锚定区，支架需要覆盖左锁骨下动脉，左锁骨下动脉的血运重建方式的选择是术者主要关注点。

（1）弓上动脉重建的方式主要有"烟囱"技术、开窗技术、分支支架技术。"烟囱"技术重建应用比较广泛，虽然操作难度较小，但是内漏的发生率较高。分支支架技术需要采购相应的成品耗材，且操作相对较为复杂，费用较高。开窗技术目前已经成为临床上应用较为广泛、效果良好的弓上动脉重建技术，根据开窗方式不同分为体外开窗技术和体内原位开窗技术。体外开窗技术操作较烦琐，耗时较长，所需耗材较多，学习曲线长，并且一旦开窗对位不准会造成重建失败，增加内漏风险。目前开展较为广泛的激光原位开窗技术，在开窗过程中可能产生较多气泡，引起栓塞，并且耗材较为昂贵；穿刺针原位开窗技术，操作较为复杂，所需耗材较多，可能发生血管损伤、破裂等情况。对于此例患者，我们采用了近年来国内外刚刚起步的电凝法原位开窗技术（图7-4），其优势在于操作简单、安全、快捷、成功率较高、耗时短、并发症发生率低，同时，所需耗材较少、学习曲线短，适合广泛推广应用。

（2）原位开窗技术有着其独特的优势——对位准确，操作相对简单，其关键点在于术中明确开窗位置、开窗器械的方向，避免血管破裂等严重并发症。术中需要在主动脉弓完全展开角度（一般左前斜50°左右），以及切线位（交叉90°）造影来确认开窗器械位置和方向，开窗成功后首先确认进入覆膜支架腔内，然后进行预扩张及分支支架置入。

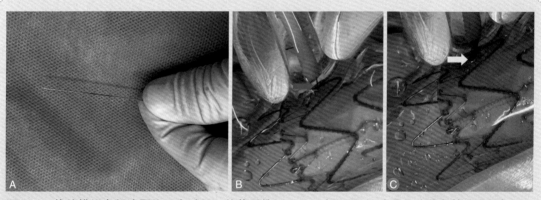

图7-4　体外模拟电凝法原位开窗过程：剪裁后的0.018 in（0.46 mm）导丝（蓝色箭头）配合可调弯导管在锁骨下动脉开口处，调整好位置、方向后进行电凝开窗，可见开窗瞬间的电凝火光（黄色箭头）

病例8 ECMO辅助下主动脉弓部原位三开窗TEVAR治疗主动脉夹层

撰写　熊剑翔，审校　周为民

一、简要病史

患者，男性，52岁，因"突发胸背部疼痛1天"入院。有高血压病史20年，未规律服用降压药物。

二、病例特点

患者为中年男性，突发胸痛1天，有高血压病史20年，主动脉弓部多发破口，近端破口紧邻左锁骨下动脉并逆撕至头臂干开口远端，腹腔干、肠系膜上动脉骑跨于真、假腔，肝总动脉、双肾动脉严重狭窄，左髂总动脉接近闭塞（图8-1、图8-2）。

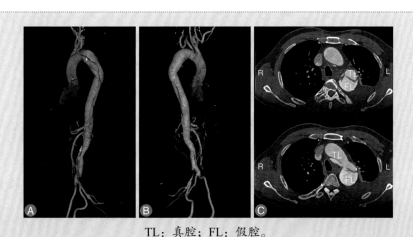

TL：真腔；FL：假腔。

图8-1　术前CTA示主动脉弓部见多发破口，箭头所指位置为破口处，最近破口接近左锁骨下动脉并逆撕至头臂干开口远端，假腔大，真腔小且强化明显

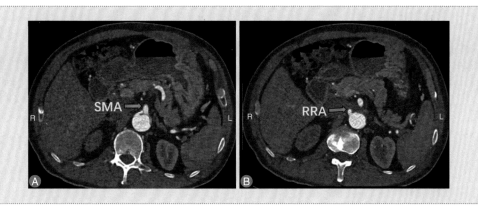

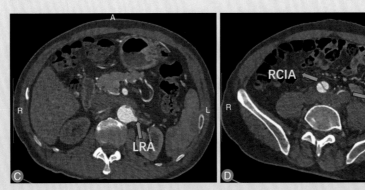

SMA：肠系膜上动脉；RRA：右肾动脉；LRA：左肾动脉；RCIA：右髂总动脉；LCIA：左髂总动脉。
图 8-2　横断面 CTA 示腹主动脉真腔几近闭塞，夹层远端累及双侧髂动脉，双肾动脉假腔供血，
左髂总动脉接近闭塞

三、治疗过程

患者主动脉弓部多发破口，夹层逆撕至左锁骨下开口远端，弓上三分支开口毗邻，为了获得足够安全的锚定区域，需将近端锚定区域定位在头臂干近端，故手术采用原位三开窗技术，解剖暴露双侧颈总动脉，建立股动脉-颈动脉转流，造影见主动脉夹层形成，内膜破口位于主动脉弓部，最近破口紧邻左锁骨下动脉近心端，破口及假腔较大并逆撕至头臂干开口远端，真腔明显受压，于降主动脉释放一枚支架。术中，患者突发心律失常、心室颤动、心搏骤停，立即予以心外按压，使用体外膜肺氧合（extracorporeal membrane oxygenation，ECMO）维持循环，后患者心律复律。继续手术，立即建立右股静脉-左右颈动脉转流行脑保护，于升主动脉放入一枚覆膜支架后，分别于左颈总动脉、头臂干动脉及左锁骨下动脉开口处原位破膜开窗放入覆膜支架，术中造影显示支架定位准确，完全覆盖破口，主动脉弓上三分支通畅（图 8-3）。术后 CTA 见图 8-4。

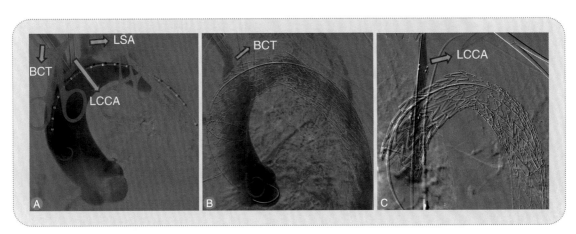

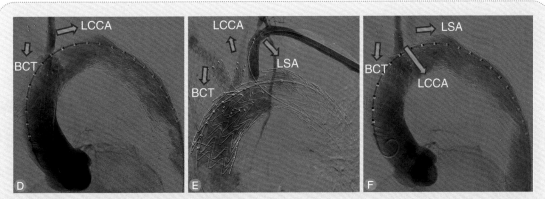

A. 术前 DSA 显示破口位于左锁骨下动脉开口远端；B. 主动脉弓及降主动脉置入覆膜支架封堵破口；C. 左颈总动脉开口处原位开窗后放入覆膜支架；D. 无名动脉开口处原位开窗后置入支架；E. 左锁骨下动脉开口处原位开窗后置入覆膜支架；F. 支架完全覆盖破口，弓上三分支通畅。BCT：头臂干；LCCA：左颈总动脉；LSA：左锁骨下动脉。

图 8-3　手术过程

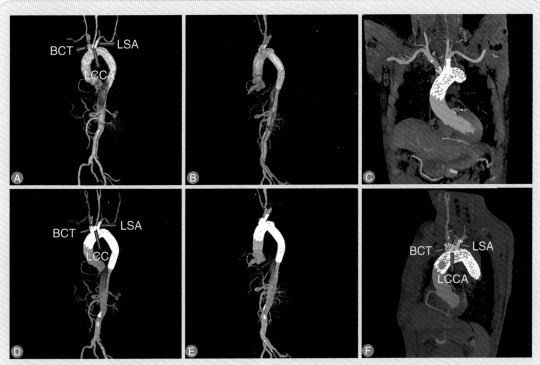

真腔较前增大，假腔局部强化减弱，左肾动脉、左髂总动脉管腔充盈缺损较前范围缩小，右肾动脉狭窄较前改善；双肾灌注良好，较前明显改善。BCT：头臂干；LCCA：左颈总动脉；LSA：左锁骨下动脉。

图 8-4　术后 CTA

四、病例回顾与讨论

本例治疗难点在于主动脉夹层破口紧邻左锁骨下动脉且逆撕至头臂干开口远端，为了获得足够的近端锚定区，应避免意外覆盖弓上动脉。因原位开窗技术便捷、易操作，内漏发生率低，耗时更短，故使用原位开窗重建弓上动脉。在术中患者突发心室颤动、心搏骤停，通过及时抢救使患者心律复律，使用 ECMO 维持循环，建立股静脉 – 颈动脉转流行脑保护后顺利完成手术。

在治疗过程中应着重注意以下方面。

（1）患者相对年轻，主动脉弓部多发破口，近端破口紧邻左锁骨下动脉并逆撕至头臂干开口远端，破口及假腔大，真腔受压明显，术前主动脉真腔严重狭窄，腹腔干、肠系膜上动脉骑跨于真、假腔，肝总动脉、双肾动脉严重狭窄，左髂总动脉接近闭塞，需要置入支架恢复真腔以保证内脏动脉及双下肢血供。故选择重建左锁骨下动脉、左颈总动脉及头臂干以获得更好的弓上血供，覆盖主动脉弓部多发破口，关闭假腔，恢复真腔，改善内脏动脉及下肢动脉血供。

（2）在术中，患者出现突发心律失常、心室颤动、心搏骤停，紧急抢救，心外按压后心律复律，通过 ECMO 维持循环，使手术顺利完成，避免了患者再次出现心室颤动甚至心源性休克和心脏停搏，使用原位三开窗技术便捷，耗时更短，也大大降低了患者的死亡风险。

参考文献

[1] 万乔浩，张小明. 主动脉弓原位开窗术的应用和进展 [J]. 中华老年多器官疾病杂志，2022，21(8): 630-633.

[2] 张科，侯培勇，李祺熠，等. 体外转流联合多种原位开窗技术在主动脉弓部疾病腔内修复的应用 [J]. 中国微创外科杂志，2019，19(10): 874-877,881.

[3] 邹乐，陈旭锋. 体外膜肺氧合在无明显休克高危经皮冠状动脉介入治疗中的应用进展 [J]. 实用临床医药杂志，2022，26(12): 139-143.

[4] 向一郎，吴子衡，李栋林，等. 胸主动脉腔内修复应用原位开窗保留弓上分支动脉技术 [J]. 外科理论与实践，2017，22(4): 316-321.

[5] 孙来. 体外膜肺氧合成功救治急性 A 型主动脉夹层导致的循环衰竭孕妇 [J]. 饮食保健，2021(22): 36.

病例9　体外加原位混合双开窗治疗主动脉弓部溃疡

撰写　张峰　高翔　池魁　袁涛　王鉴　侯佳豪，审校　毕伟

一、简要病史

患者，男性，69岁，主因"检查发现主动脉弓部穿透性溃疡10天"入院。无胸痛、头晕、头痛等不适，无发热、寒战，既往体健，无高血压、糖尿病、冠心病病史，吸烟史30余年，已戒烟20年，饮酒史50余年。

二、病例特点

患者为老年男性，穿透性主动脉溃疡（penetrating aortic ulcers，PAU）位于主动脉弓部，穿透性溃疡破口距离左锁骨下动脉较近，为保证覆膜支架锚定区，预防内漏形成，同时保证左锁骨下动脉及左颈总动脉供血，需前置锚定区并重建弓上二分支（图9-1）。

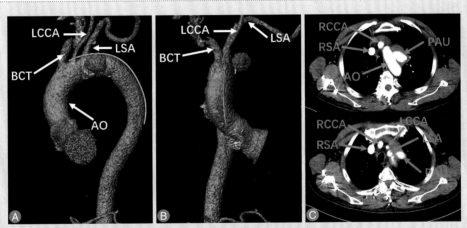

主动脉弓部左侧可见大囊袋样突起，最大截面约3.0 cm×1.9 cm，周围环以附壁血栓。考虑穿透性主动脉溃疡伴壁内血肿。横断面CTA可见假性动脉瘤位于主动脉弓部左侧，主动脉破口与左锁骨下动脉距离较近。AO：主动脉；BCT：头臂干；LCCA：左颈总动脉；LSA：左锁骨下动脉；RCCA：右颈总动脉；RSA：右锁骨下动脉；PAU：穿透性主动脉溃疡。

图9-1　主动脉弓部左侧大囊袋样突起

三、治疗过程

本例采用杂交手术方式行TEVAR。术前将覆膜支架体外开窗，以减少左颈总动脉闭塞导致的脑缺血的时间，切开左颈总动脉及左锁骨下动脉，穿刺置鞘，并留置导丝，应用单弯导管于溃疡腔内取血送血培养，覆膜支架经右股动脉穿刺入路，支架近端定位于头臂干开口远端以保证足够的锚定区，借助左颈总动脉鞘成功经覆膜支架窗口逆向选入覆膜支架腔内，并放置8 mm金属裸支架，经左肱动脉鞘逆向应用Futhrough破膜系统原位穿刺开窗，应用

2 mm、4 mm、8 mm 球囊依次扩张穿刺点，后置入 8 mm Lifestream 球囊扩张覆膜支架，最终造影显示颈总动脉、锁骨下动脉通畅，左椎动脉正向血流，左颈动脉造影未见脑血管血栓栓塞。然后缝合血管及皮肤，手术结束。手术过程及术后复查见图 9-2 ~ 图 9-4。

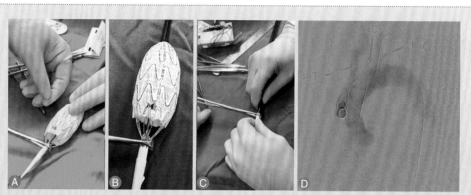

手术室无菌条件下于覆膜支架背筋后壁距边缘 5 mm 处开 6 mm 窗，标记点缝于对侧，将支架还纳。术中放置导丝后造影可见主动脉弓上分支血管显影。BCT：头臂干；LCCA：左颈总动脉；LSA：左锁骨下动脉。

图 9-2　手术用支架及术中造影

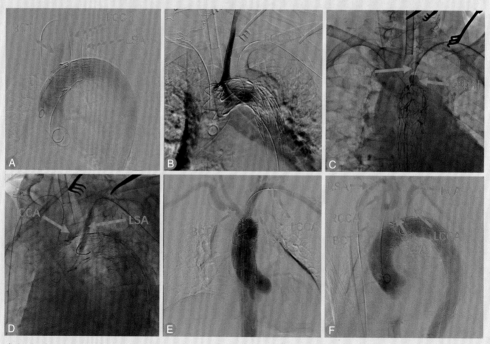

A. 术中根据背筋位置及标记点与预置导丝位置定位后，释放支架，造影可见左颈总动脉显影良好；B. 经左颈总动脉逆向选入覆膜支架内，放置支架；C. 应用 Futhrough 破膜系统原位开窗；D. 穿刺后导丝选入破孔，应用从小到大的球囊依次扩张，后置入 8 mm 球囊扩张覆膜支架；E、F. 造影可见各分支显影良好，支架形态良好，无内漏。术后经左颈动脉造影未见栓塞征象。BCT：头臂干；LCCA：左颈总动脉；LSA：左锁骨下动脉；RSA：右锁骨下动脉；RCCA：右颈总动脉；LVA：左椎动脉。

图 9-3　手术过程

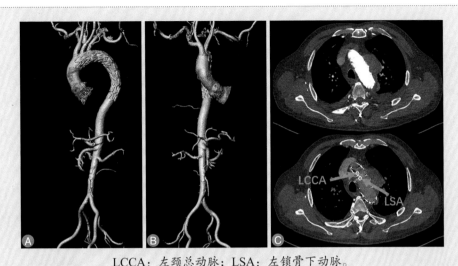

LCCA：左颈总动脉；LSA：左锁骨下动脉。

图9-4 术后复查，可见主动脉支架形态良好，弓上分支血管显影良好，分支支架通畅，无内漏

四、病例回顾与讨论

本例治疗的难点在于主动脉弓部的穿透性溃疡靠近左锁骨下动脉开口，而我们的任务是在重建血管分支的同时，确保支架内不会发生内漏。

手术前初步考虑了两种策略：一是在左颈总动脉和左锁骨下动脉上开一个长槽，二是分别对两者进行单独开窗。鉴于溃疡破口离左锁骨下动脉较近，我们选择了更为精细的体外开窗加原位开窗方案，以确保左锁骨下动脉的血供，并减少术中脑缺血的时间及术后内漏的可能性。

为了确保手术的成功，我们在术中准备了多种后备方案。例如，在颈动脉处留置导丝于支架后壁，以便开窗对位偏离时能迅速补充"烟囱"支架；在左锁骨下动脉处留置导丝于支架前壁，以便在内漏发生时快速向瘤腔内填塞弹簧圈。

考虑到左颈总动脉与溃疡的距离较远，选择了金属裸支架以提高长期通畅率。而在左锁骨下动脉原位开窗后，使用了 2 mm、4 mm、8 mm 的球囊扩张穿刺点，并应用了球囊扩张覆膜支架，以进一步降低内漏的风险。

术前和术中的血培养结果均为阴性，这为手术提供了安全保障。术后随访显示，患者的支架形态良好，分支支架通畅，没有发生内漏。

总结来说，术前的精确测量对于制订手术方案至关重要，而全面周到细致的手术规划是确保手术成功的关键。此外，齐全的手术器材也是保障手术顺利进行的重要因素。

病例10 模块式分支支架加杂交手术治疗主动脉弓部动脉瘤

撰写 徐创，审校 戴向晨

一、简要病史

患者，男性，70岁，因"检查发现胸主动脉瘤2个月"入院。有高血压病史3年，未规律口服药物治疗，冠心病病史1年，置入冠脉支架3枚，无糖尿病病史，无结缔组织病病史。

二、病例特点

患者为老年男性，体检发现胸主动脉瘤，主动脉弓部动脉瘤邻近弓上三分支（图10-1），需要延长锚定区至升主动脉，同时需保留头臂干、左颈总动脉、左锁骨下动脉的血供。

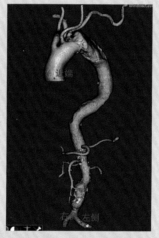

图10-1 术前CTA示主动脉弓部动脉瘤，近端累及头臂干、左颈总动脉、左锁骨下动脉

三、治疗过程

患者既往心脏情况较差，多学科会诊后评估患者开放手术风险较高，本例采用胸主动脉内嵌式模块分支支架，延长锚定区的同时重建头臂干、左颈总动脉、左锁骨下动脉的血运。唯强内嵌式分支支架可通过预留孔道重建头臂干、左颈总动脉，该患者左椎动脉优势，计划行左颈总动脉–左锁骨下动脉搭桥重建左锁骨下动脉血运，同时行左锁骨下动脉开口处栓塞避免内漏。术后造影显示动脉瘤腔封堵满意，无内漏，头臂干、左颈总动脉、左锁骨下动脉均显影，主动脉支架及各分支动脉支架位置、形态良好（图10-2）。

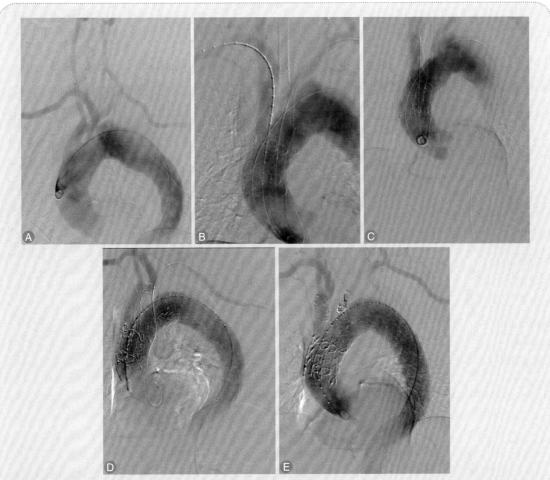

A. 术中造影可见主动脉弓部动脉瘤，瘤体邻近弓上三分支。B、C. 根据术前测量结果将唯强 46-46-12-12-50 升主动脉模块覆膜支架置入升主动脉，右肱动脉、左颈总动脉入路选入头臂干（BCT）、左颈总动脉（LCCA）内嵌式分支，于头臂干置入唯强 18-13-120 覆膜支架，于左颈总动脉置入 13-13-120 覆膜支架。复查造影示头臂干、左颈总动脉显影，左锁骨下动脉经桥血管显影。D. 延续置入 42-36-200、40-36-200、38-30-200 主动脉弓覆膜支架。E. 以 20-400 弹簧圈栓塞左锁骨下动脉起始段，再次造影栓塞效果满意，无内漏，头臂干、左颈总动脉、左锁骨下动脉均显影，主动脉支架及各分支动脉支架位置、形态良好。

图 10-2　手术过程

四、病例回顾与讨论

　　本例的治疗难点在于动脉瘤累及主动脉弓部且主动脉弓上三分支均受累，为了获得足够的近端锚定区，需要延长锚定区至升主动脉且保留头臂干、左颈总动脉、左锁骨下动脉的血供。该患者采用唯强主动脉内嵌式模块覆膜支架重建头臂干、左颈总动脉，再通过左颈总动脉 – 左锁骨下动脉搭桥重建左锁骨下动脉血运。该系统由三个模块组成（图 10-3）：一个升主动脉支架和两个内嵌分支、桥接的覆膜支架，以及一个管状的主动脉弓支架。内嵌式模块覆膜支架分段展开的设计简化了复杂解剖匹配的相关步骤，并避免了术中长时间阻断主动脉弓上分支血供。内嵌式模块覆膜支架系统的设计理念能保证手术操作过程中脑血流不受影响，有效避免了深低温停循环和开胸手术，并降低脑卒中发生风险，为患者提供了新的治疗技术。

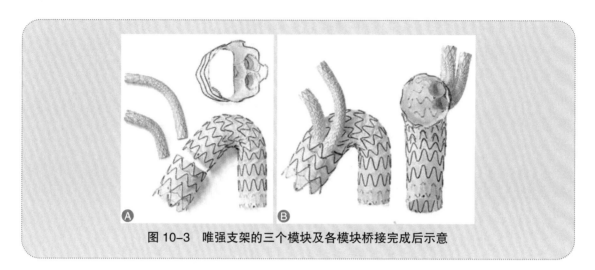

图 10-3 唯强支架的三个模块及各模块桥接完成后示意

病例11 一体式三分支支架技术治疗右位主动脉弓部动脉瘤

撰写 李晓晔 宋超，审校 陆清声

一、简要病史

患者，男性，70岁，因"体检发现胸主动脉瘤40天"入院。有高血压病史2年，最高170/80 mmHg，规律口服药物，血压控制可；2型糖尿病病史3个月，未规律监测血糖、服用药物。吸烟40年，吸烟指数800，已戒烟2个月。CTA示右位主动脉弓，主动脉弓瘤样扩张，直径约4.3 cm，左颈总动脉及左锁骨下动脉共干。

二、病例特点

患者为老年男性，体检发现主动脉弓部动脉瘤，长期吸烟，肺功能差，不能耐受开胸手术，首选腔内治疗。患者存在解剖变异（图11-1）：右位主动脉弓，主动脉弓分支动脉从近心端至远心端依次为左头臂干（左锁骨下动脉、左颈总动脉共干）、右颈总动脉及右锁骨下动脉。动脉瘤近端累及左头臂干及右颈总动脉之间，远端累及弓降交界处，且弓降交界处小弯侧可见另一偏心性动脉瘤，需同期治疗。

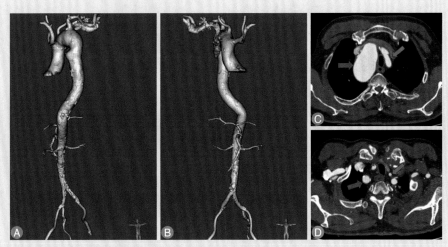

A、B.术前三维重建示右位主动脉弓，主动脉弓部动脉瘤；C.轴状面观可见扩张的主动脉弓（红色箭头）及左头臂干（蓝色箭头）；D.轴状面观可见右锁骨下动脉（红色粗箭头）、右颈总动脉（红色细箭头）、左颈总动脉（蓝色粗箭头）、左锁骨下动脉（蓝色细箭头）。

图11-1 术前CTA及三维重建

三、治疗过程

本例采用新型主动脉三分支覆膜支架，通过全腔内重建弓上三分支血管，同期隔绝主动脉弓部动脉瘤。具体手术过程：穿刺左肱动脉并置入 7F 短鞘，穿刺右肱动脉并置入 6F 短鞘，切开右颈总动脉并置入 12F 短鞘。切开右股动脉，经左肱动脉建立左肱动脉－右股动脉通路。交换超硬导丝并引入支架主体，近心端位于升主动脉，远心端位于胸降主动脉。沿主体支架预留导管超选右锁骨下动脉，建立导丝通道。释放一体化主体支架，外分支支架定位于左头臂干内释放。沿右颈总动脉及右肱动脉预置鞘管分别导入分支支架并释放（图 11-2）。术终造影显示主动脉弓部动脉瘤及弓降交界处小弯侧偏心性动脉瘤隔绝完全，未见明显内漏，左头臂干、右颈总动脉及右锁骨下动脉均显影通畅，无血栓脱落栓塞（图 11-3、图 11-4）。

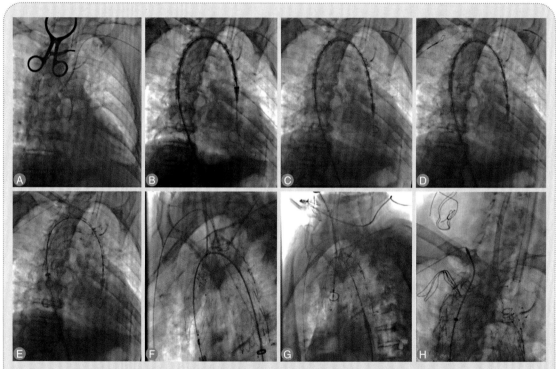

A. 抓捕器辅助建立左肱动脉－右股动脉通路；B. 经右股动脉超硬导丝导入支架主体；C. 释放主体支架外鞘，预埋导管口位于右锁骨下动脉开口附近；D. 抓捕器辅助超选右锁骨下动脉；E. 释放主体支架及一体化分支（左头臂干）；F. 建立右颈总动脉通道；G. 主体支架后释放并回撤输送系统；H. 定位释放右颈总动脉、右锁骨下动脉分支支架并回撤输送系统。

图 11-2　手术过程

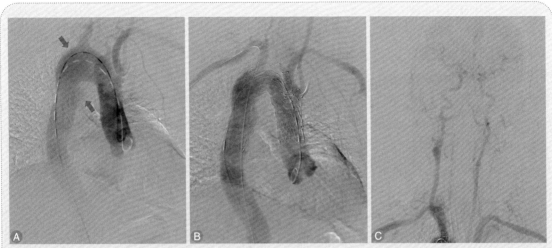

A.术前造影，红色箭头示动脉瘤；B.术终造影示支架形态良好，动脉瘤隔绝完全，主动脉弓分支动脉显影通畅；C.术终造影示颅脑血供良好。

图 11-3　术前术后造影

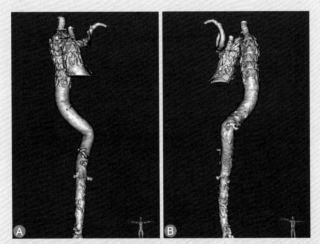

A、B.术后三维重建主动脉弓部动脉瘤隔绝完全，支架形态良好，主动脉弓分支动脉通畅。

图 11-4　术后三维重建

四、病例回顾与讨论

患者为老年男性，主动脉弓部动脉瘤近端累及左头臂干开口，远端累及弓降交界处，若采用开放手术，需行主动脉全弓置换术，创伤较大；若采用腔内隔绝则必须重建全部主动脉弓上分支。空间反转联合体外开窗技术是陆清声教授首先提出，也是本中心最常用的重建主动脉弓分支的办法，已完成超过 100 例全主动脉弓腔内重建。

但本例是一例相对特殊的右位主动脉弓病变，无论是体外开窗，还是原位开窗，失败风险都会明显增加。如果采用"烟囱"技术，内漏风险无法解决，且左颈总动脉与左锁骨下动脉共干形成的左头臂干距离瓣膜较近，"烟囱"支架在增加瓣膜损伤风险的同时，还可能导致 A 型夹层的发生。因此，需要采用一种创新三分支支架进行治疗。

脑梗死是主动脉弓部操作常见的严重手术相关并发症，多由重建弓部分支动脉时，大脑热缺血时间较长，或操作过程中弓部斑块脱落所致。新型三分支移植物采用外分支联合内分支设计，一体化外分支能够最大限度降低对右脑血供的影响，外分支牵张通路自肱动脉引出，不涉及颈总动脉操作，同侧脑血管无热缺血时间，且下沉区半束径设计提高了分支动脉重建效率，减少了弓部摩擦，降低了血栓脱落风险，从而最大限度降低了围手术期脑梗死的发生率。

此外，在升主动脉端释放支架时，由于直接受到心脏射出血液的冲击，存在支架移位或翻折的可能性，可通过释放过程严格控制收缩压在 100 mmHg 左右以降低血流对支架的冲击作用，必要时也可使用临时起搏器以最小化血流对支架释放的影响。新型三分支支架后释放功能的设计也能进一步降低近端"鸟嘴"现象的出现（图 11-5）。

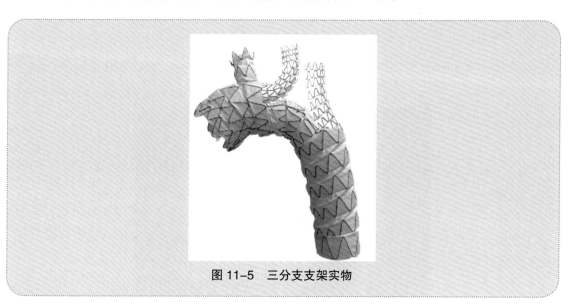

图 11-5 三分支支架实物

病例12　一体式三分支支架技术治疗主动脉夹层

撰写　闫盛　常文凯　田琴琴，审校　董红霖

一、简要病史

患者，男性，60 岁，主因"突发胸背部疼痛 19 小时余"入院。高血压病史 10 余年，血压最高达 190/100 mmHg，口服药物治疗，血压控制一般。

二、病例特点

患者为老年男性，突发胸背部疼痛，CTA 示主动脉夹层伴弓部壁间血肿，升主动脉未受累（图 12-1），需手术置入支架，支架应覆盖弓部病变，同时保证弓上三分支的血供。

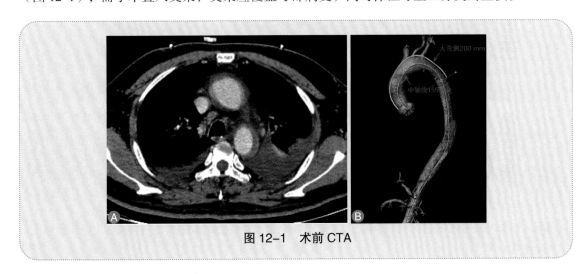

图 12-1　术前 CTA

三、治疗过程

本例采用 Zipper 一体式三分支支架置入，手术操作较传统开窗、"烟囱"技术更加便捷，同时可降低内漏风险。手术过程见图 12-2，术后复查及 Zipper 支架系统见图 12-3。

四、病例回顾与讨论

本例的治疗难点在于病变累及主动脉弓，为了获得足够的近端锚定区，覆膜支架需要覆盖主动脉弓部三分支，将覆膜支架近端锚定至升主动脉。

新型 Zipper 支架系统由一个主体支架、一个内外可转换头臂干分支支架以及一个内嵌左颈总动脉和内嵌左锁骨下动脉支架组成，其中头臂干动脉预埋一条导引导丝。术中操作步骤简单，可通过股动脉入路完成三分支重建，头臂干动脉的预埋导丝确保头臂干动脉可以对位，术中只需要精确对位左颈动脉即可达到良好的分支对位，左侧锁骨下动脉开口部位为漏斗状，有利于超选并提高容错空间，从而缩短手术时间及术中造影剂使用量和射线暴露时间，也可为临床非 A 非 B 型主动脉病变提供更好的支架选择。该患者手术时间 58 分钟。

术后半年复查 CTA 示分支对位良好通畅，支架形态好，无夹层及壁间血肿消失。

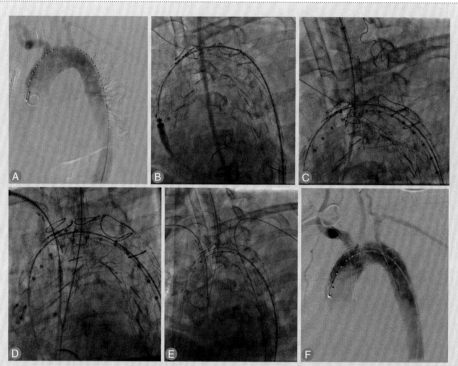

A. 术中 DSA 示主动脉夹显影良好。B. 送入 Zipper 主动脉覆膜支架系统，至弓部后经左股动脉猪尾导管造影定位头臂干，经右头臂干抓捕器抓捕预置导丝并将预置导丝从右肱动脉鞘内牵出；再次造影对位颈动脉位置，释放支架。C. 经左颈总动脉选入左颈总动脉分支，送入 Zipper 分支支架，透视确认对位良好后释放支架予以球囊扩张支架近心端。D. 沿右肱动脉 Zipper 分支支架，确认对位良好后释放支架，予以球囊扩张支架近心端。E. 左股动脉撤出主体支架输送系统，交换 GORE 22F 鞘，选入主体内嵌左锁骨下动脉分支远端进入锁骨下动脉，送入 Zipper 锁骨下动脉支架，确认对位良好后释放支架，分支支架成功释放，球囊后扩张分支血管。F. 行主动脉弓造影，确认分支对位良好，主动脉显影良好。

图 12-2　手术过程

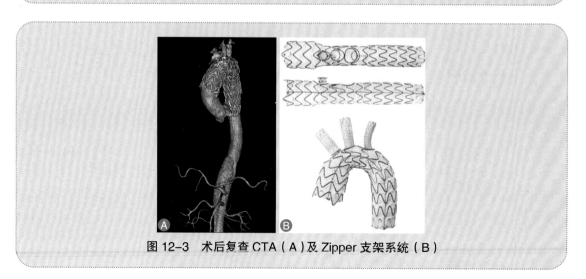

图 12-3　术后复查 CTA（A）及 Zipper 支架系统（B）

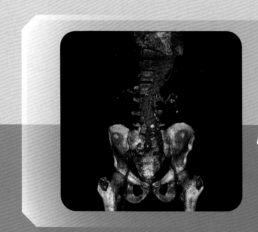

胸腹主动脉篇

病例13 腔内技术治疗急性复杂性主动脉夹层伴内脏动脉缺血

撰写 张精勇 刘炳琪，审校 吴学君

一、简要病史

患者，男性，33 岁，因"突发胸背及腰腹痛 12 小时余"入院。10 年前因"车祸肾出血"行左肾部分动脉栓塞术。高血压病史 2 年，血压控制欠佳。吸烟 10 年，饮酒 10 年。

二、病例特点

患者为青年男性，突发胸背及腰腹痛 12 小时余，夹层近端破口紧贴左锁骨下动脉，左椎动脉优势，主动脉真腔受压严重，部分管腔闭塞。夹层范围广泛，累及内脏动脉，致使肠系膜上动脉及左肾动脉管腔闭塞，肠道及左肾缺血（图 13-1、图 13-2）。10 年前患者因外伤曾行左肾部分动脉栓塞术，有肾功能不全病史。

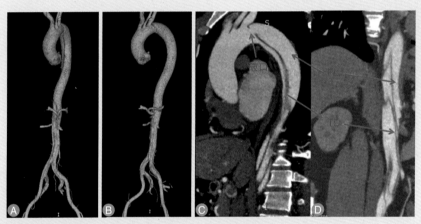

术前 CTA 示 B 型主动脉夹层，近端主破口位于左锁骨下动脉起始部，夹层范围自左锁骨下动脉至双侧髂总动脉末端，内膜撕裂严重，真腔受压明显，部分主动脉真腔闭塞。FL：假腔；TL：真腔。

图 13-1 术前影像

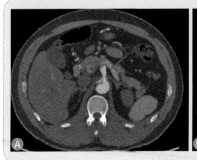
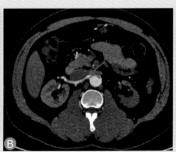
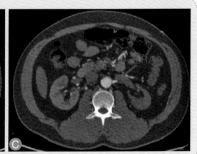

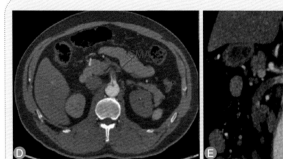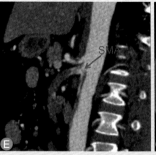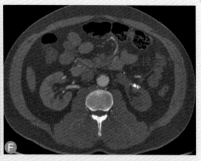

A. 腹腔干真、假腔供血，血流尚可；B. 右肾动脉真腔供血，管腔变细；C. 左肾动脉起自假腔，左肾动脉闭塞；D、E. 肠系膜上动脉起自真、假腔，管腔自起始段闭塞；F. 左肾动脉近肾门处可见栓塞材料，肾下腹主动脉真腔闭塞。CA：腹腔干；SMA：肠系膜上动脉；LRA：左肾动脉；RRA：右肾动脉；TL：真腔。

图 13-2　术前动脉 CTA

三、治疗过程

　　本例由于真腔纤细，首先远端放置 Cuff 支架作为限制支架，降低内膜脱套风险，近端选用 Castor 覆膜支架腔内隔绝夹层近端破口，于左颈总动脉后缘释放。封堵近端破口后造影见肾下腹主动脉血流通畅，左肾动脉真腔打开，双下肢及左肾灌注明显改善，故未做进一步处理。但患者肠系膜上动脉仍处于闭塞状态，遂于肠系膜上动脉置入裸支架打开真腔使血流通畅，末梢血管显影好。术前造影及手术过程见图 13-3 ~ 图 13-5。

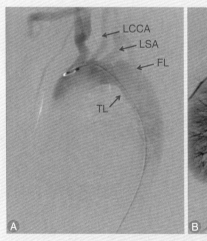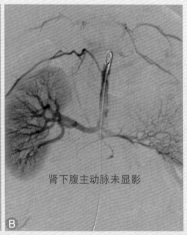

B 型主动脉夹层，夹层近端累及左锁骨下动脉，肾下腹主动脉闭塞。LCCA：左颈总动脉；LSA：左锁骨下动脉；FL：假腔；TL：真腔。

图 13-3　术前造影

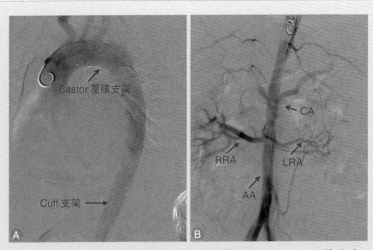

CA：腹腔干；AA：腹主动脉；LRA：左肾动脉；RRA：右肾动脉。

图 13-4　Castor 覆膜支架封堵近端破口后造影，腹腔干、双侧肾动脉及肾下腹主动脉显影好，
肠系膜上动脉仍闭塞

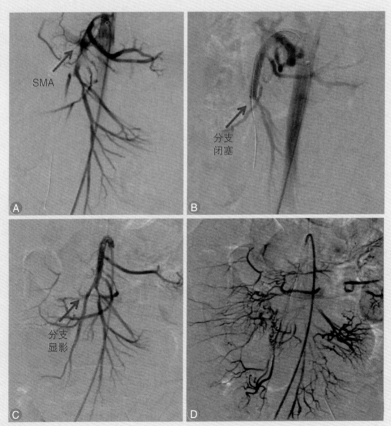

A. 夹层累及肠系膜上动脉全程主干及其分支；B. 肠系膜上动脉主干置入支架，远端分支仍未见显影；
C. 分支起始处置入支架；D. 肠系膜动脉末梢血管显影好。SMA：肠系膜上动脉。

图 13-5　手术过程

四、病例回顾与讨论

本例的治疗难点在于夹层近端累及左锁骨下动脉起始部，真腔严重受压变细，内膜撕裂严重，部分主动脉真腔闭塞，肠系膜上动脉主干及分支夹层受累，内膜脱套并有血栓形成，真、假腔难辨，手术操作难度大。术后因肾脏、肠道缺血严重出现肾衰竭、心肌梗死等并发症，经血液滤过、抗血小板等治疗顺利恢复并出院。

在治疗过程中应着重注意以下方面。

（1）患者因急性复杂性动脉夹层入院，合并肠缺血、肾功能不全、心功能不全，病情危急，死亡风险高，夹层近端累及左锁骨下动脉起始部，左椎动脉优势，选用 Castor 支架封堵近端破口，降低手术创伤及内漏概率。由于胸主动脉真腔纤细，部分受压闭塞，因此需要术前仔细研读 CTA 结果，术中小心、仔细寻找主动脉真腔，并首先置入限制性 Cuff 支架，降低内膜脱套风险及支架远端夹层动脉瘤发生率。

（2）患者术前肾下腹主动脉闭塞，左肾动脉闭塞，肠系膜上动脉闭塞，胸主动脉支架释放后，肾下腹主动脉及左肾动脉真腔打开，双下肢及左肾灌注明显改善。未做进一步处理，决定定期复查，观察远期血管重塑情况。

（3）胸主动脉支架释放后，肠系膜上动脉真腔改善不明显，术中造影示肠系膜上动脉主干真腔受压闭塞，假腔血栓化，夹层累及主干及其分支动脉，反复确认导丝位于真腔后，沿导丝于肠系膜上动脉主干全程释放自膨式金属裸支架，释放后主干及近端分支显影好，远端主干及分支仍未显影，考虑为脱套内膜堆积，于病变处释放一枚裸支架重新打开管腔，释放后肠系膜上动脉及各分支显影好，血液流速正常，从而保证肠道血供，降低肠坏死风险。

（4）此患者由于主动脉真腔纤细及部分管腔闭塞，血压高，心脏负荷重，术后出现肌钙蛋白升高、心功能不全，肾脏缺血导致的术后无尿、急性肾衰竭，以及术后肠道缺血、感染等并发症。因此，术后早期给予患者血液滤过、保肾、抗感染等治疗，对于患者顺利康复同样至关重要。

病例14 去分支EVAR治疗胸腹主动脉夹层动脉瘤

撰写 高喜翔 佟铸 郭建明，审校 郭连瑞

一、简要病史

患者，男性，75 岁，主因"主动脉夹层腔内隔绝术后 5 年，腰腹部隐痛 1 个月"入院。患者 5 年前因急性主动脉夹层Ⅲ型行覆膜支架腔内隔绝术，术后未规律复查，1 个月前因腰腹部隐痛来诊，复查 CTA 发现胸腹主动脉及右髂动脉夹层动脉瘤。有高血压、糖尿病、冠心病、陈旧性心肌梗死、肾功能不全、肺气肿、肺间质纤维化、低氧血症，吸烟 40 年。查体示右下腹部可触及搏动性包块，约 10 cm，轻压痛；CTA 示主动脉夹层动脉瘤、右髂动脉夹层动脉瘤。

二、病例特点

患者为老年男性，主动脉夹层腔内隔绝术后未规律复查，假腔逐渐增大形成动脉瘤，且出现腰腹痛症状，存在较大破裂风险。CTA 可见夹层动脉瘤直径约 9.2 cm，真腔狭窄，内脏动脉区及右髂动脉存在多发大破口，腔内修复难度大（图 14-1）。如采用开放手术行主动脉置换，需采用胸腹联合切口，但患者既往合并症较多，手术风险大，遂采用杂交手术方法进行治疗。

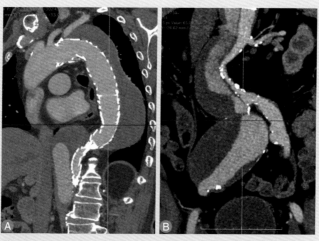

A、B. 可见胸主动脉支架近端无内漏，主动脉、右髂动脉夹层动脉瘤，最大直径 9.2 cm，腹主动脉真腔狭窄，腹腔干双腔供血，肠系膜上动脉、左肾动脉真腔供血，右肾动脉假腔供血，肠系膜下动脉闭塞，破口位于腹主动脉、腹腔干开口附近及右髂总动脉。

图 14-1 术前 CTA

三、治疗过程

本例采用腹主动脉瘤腔内隔绝术（endovascular abdominal aortic repair，EVAR）。术中造

影可见胸主动脉支架无内漏，腹主动脉内脏动脉区及右髂动脉存在较大破口，假腔增粗，真腔受压狭窄。首先，用 10 mm 球囊扩张腹主动脉真腔（图 14-2）；而后，行左髂总动脉至双肾动脉、肠系膜下动脉、腹腔干的人工血管转流，以重建内脏动脉血运；再应用 Medtronic 主动脉单侧髂动脉覆膜支架（28/14-102）及髂支支架（16/16-93、16/20-124）行腹主动脉 - 左髂总动脉覆膜支架置入，修复夹层破口；最后行左股动脉 - 右股动脉人工血管转流，重建右下肢血运，以及栓塞腹主动脉假腔及右髂动脉，从而成功修复主动脉夹层动脉瘤，同时重建内脏动脉及下肢动脉血运（图 14-3）。术后患者恢复顺利，无重要脏器及肢体缺血表现，3 个月后复查 CTA 显示主动脉夹层修复效果良好，内脏动脉及右下肢动脉重建效果良好（图 14-4）。

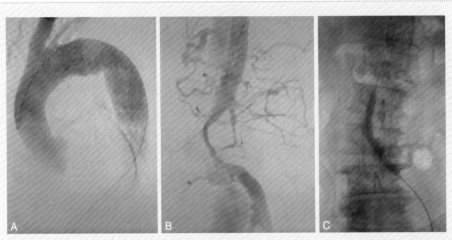

胸主动脉支架近端无内漏，腹主动脉内脏动脉区及右髂动脉存在较大破口，假腔增粗，真腔受压狭窄，应用 10 mm 球囊预扩张腹主动脉。

图 14-2　术中造影

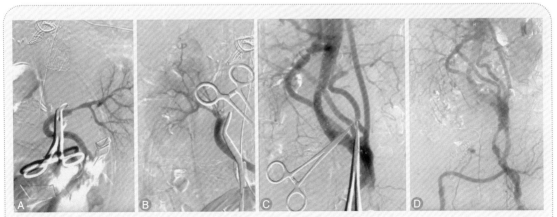

A. 左肾动脉重建；B. 右肾动脉重建；C. 腹腔干、肠系膜上动脉重建完成，应用 Medtronic 主动脉单侧髂动脉覆膜支架（28/14-102）及髂支支架（16/16-93、16/20-124）行腹主动脉 - 左髂总动脉覆膜支架置入；D. 左股动脉 - 右股动脉人工血管转流，主动脉假腔、右髂动脉栓塞后最终造影。

图 14-3　手术过程

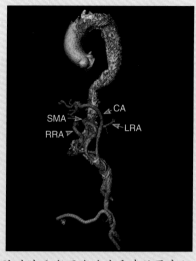

主动脉夹层修复效果良好，内脏动脉及右下肢动脉重建效果良好。CA：腹腔干；SMA：肠系膜上动脉；LRA：左肾动脉；RRA：右肾动脉。

图 14-4 术后 CTA

四、病例回顾与讨论

本例患者的治疗难点主要在于夹层动脉瘤累及范围较广，破口位于腹腔动脉及右髂动脉，动脉瘤直径大，真腔受压狭窄，手术需重建所有内脏动脉及右下肢动脉。综合患者夹层动脉瘤解剖特点及患者一般状况，采用了杂交手术。

（1）本例为症状性夹层动脉瘤，具有较高破裂风险，且动脉瘤直径大，给解剖及重建内脏动脉带来很大困难。如先行置入覆膜支架，可降低动脉瘤内压力，从而有利于解剖，但会增加内脏缺血时间，且该患者有慢性肾功能不全病史。因此，先行重建内脏动脉及右下肢动脉血运，而后置入覆膜支架，最大限度降低组织脏器缺血时间。

（2）腹主动脉支架主体的选择：该患者肾下腹主动脉真腔受压，明显狭窄，若采用常规主体，会出现短腿张开不佳、选腿困难，以及髂支支架相互压迫狭窄等问题。故选用 Medtronic 主动脉单侧髂动脉覆膜支架主体，联合髂支支架行腹主动脉 – 左髂总动脉覆膜支架置入，以及主动脉假腔、右髂动脉栓塞，成功修复主动脉夹层动脉瘤。

病例15　逆向去分支EVAR治疗胸腹主动脉夹层动脉瘤

撰写　周华　袁海　韩永新，审校　董典宁　吴学君

一、简要病史

患者，男性，33岁，因"2天前熬夜后突发腰部持续性胀痛，疼痛难忍，腰椎CT扫描范围内可见腹主动脉扩张"入院。生命体征平稳，完善全主动脉CTA，明确主动脉夹层动脉瘤（B型）。追问病史，2016年无明显诱因出现胸闷、憋喘、大汗、胸背部针扎样疼痛，疼痛随呼吸加重且间断性发作，持续4～5天，未就诊。无高血压病史，吸烟8年，每天约10支，2020年其父因主动脉夹层（A型）行主动脉起始部置换术。

二、病例特点

患者为青年男性，B型胸腹主动脉夹层动脉瘤，持续腰背部疼痛，除外血管炎、主动脉损伤，马方综合征体征不显著，有主动脉夹层家族史。

解剖特点：主动脉近端第一破口距离左锁骨下动脉开口62 mm，健康段主动脉距离左锁骨下动脉开口约12 mm，胸主动脉段瘤体最大直径约55 mm（图15-1）。内脏动脉区真腔狭窄，腹腔干、肠系膜上动脉及左肾动脉真腔供血，右肾动脉真、假腔供血，腹腔干直径9 mm，肠系膜上动脉8.5 mm，左肾动脉7 mm，右肾动脉6 mm。肾下1 cm左右的主动脉直径大约为35 mm，肾下腹主动脉夹层动脉瘤体最大直径约为73 mm，远端累及双侧髂动脉，股总动脉及髂外动脉直径均约为8 mm，腔内治疗入路条件良好（图15-2）。

三、治疗过程

应用CV-4缝线，将两根GORE 14-7-7人工血管分别端侧吻合至GORE 20-10-10双分支，吻合口应用Prolene 6-0间断加固，见图15-3。

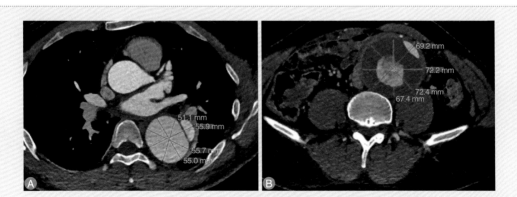

图15-1　胸主动脉段（A）及腹主动脉段（B）夹层动脉瘤直径

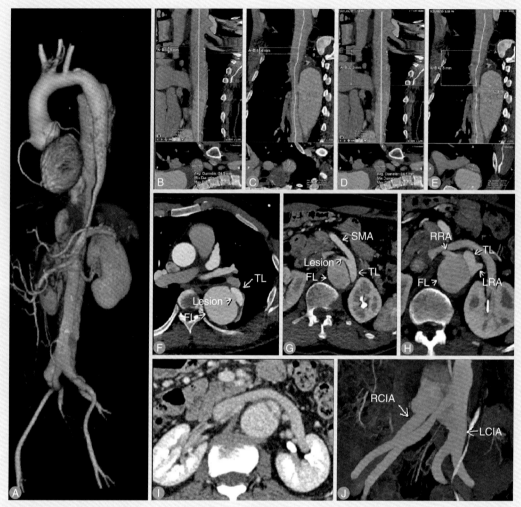

SMA：肠系膜上动脉；RRA：右肾动脉；LRA：左肾动脉；RCIA：右髂总动脉；LCIA：左髂总动脉；
TL：真腔；FL：假腔；Lesion：病变。

图 15-2　第 1 破口位于左锁骨下动脉以远，降主动脉至双侧髂动脉存在多发破口，且夹层累及腹
主动脉内脏区

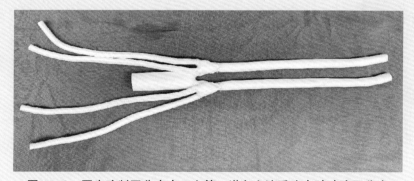

图 15-3　医生改制四分支人工血管，逆向血流重建内脏动脉四分支

逆向去分支：正中开腹，切开后腹膜，游离显露双侧髂内动脉、髂外动脉及髂总动脉，结扎肠系膜下动脉。离断结扎左肾静脉，向右上方轻柔牵拉胰腺，游离、显露腹腔干、肠系膜上动脉、双侧肾动脉。肾下阻断腹主动脉，横行离断腹主动脉，切除远端内膜片，近端与 GORE 20-10-10 人工血管应用 Prolene 3-0 端端吻合，两髂支分别应用 Prolene 6-0 与双侧髂动脉行端端吻合。分支人工血管依次与腹腔干行端侧吻合、左肾动脉端端吻合、肠系膜上动脉端侧吻合、右肾动脉端端吻合，腹腔干及肠系膜上动脉吻合口近端应用双 7 号线结扎，见图 15-4。

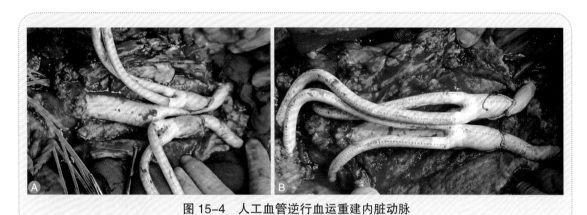

图 15-4　人工血管逆行血运重建内脏动脉

胸腹主动脉覆膜支架置入术过程如下。

（1）右股动脉、左股动脉、左肱动脉分别建立通路。

（2）经左肱动脉入路送入 5 F MP 造影导管及 260 cm 超滑导丝，跟进腹主动脉段造影明确导丝位置，经右股动脉送入抓捕器，抓捕后引出，于真腔内建立牵张通路，交换 Lunderquist 支撑导丝。

（3）定位左锁骨下动脉开口释放 GORE TAG 28-28-150 支架，远端与人工血管重叠 4 cm 释放 Medtronic Captivia 28-24-150 支架，支架间依次桥接 28-28-80 Cuff、30-30-200 覆膜支架，支架间充分重叠，CODA 顺应性球囊于支架近端及各桥接部位后扩张，见图 15-5。

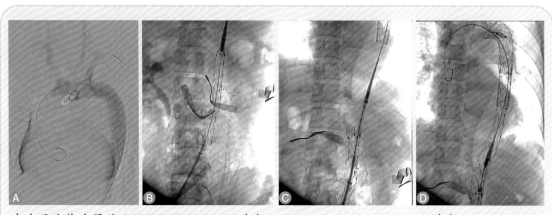

自左至右依次释放 GORE TAG 28-28-150 支架、Medtronic Captivia 28-24-150 支架、Medtronic 28-28-80 Cuff、30-30-200 覆膜支架。

图 15-5　支架释放过程

（4）造影示支架位置、形态良好，管腔通畅，四分支管腔通畅，见图 15-6。

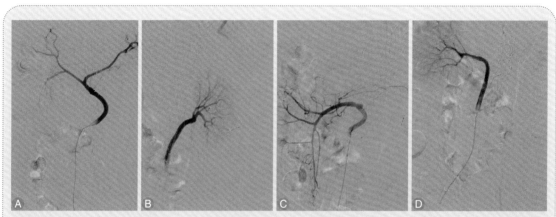

自左至右依次为腹腔干、左肾动脉、肠系膜上动脉、右肾动脉，支架及管腔通畅，肠系膜上动脉及腹腔干吻合口近端结扎良好，未见Ⅱ型内漏。

图 15-6 术中造影

（5）腹主动脉段内漏，送入 GORE 28-28-150 覆膜支架，术中膜漏即刻显著减少，见图 15-7。

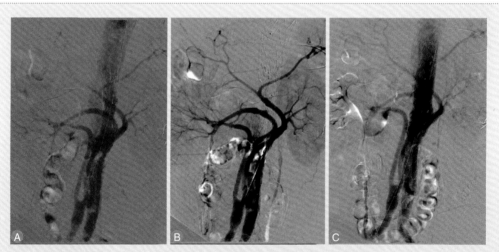

A、B. 分别为顺行及逆行造影，均显示腹主动脉段覆膜支架存在持续膜漏；C. 再次置入 GORE 28-28-150 支架后膜漏消失。

图 15-7 术中造影

四、病例回顾与讨论

（1）胸腹主动脉瘤切除 + 人工血管置换 + 内脏动脉重建为巨创手术，全腔内治疗技术（如开窗 / 分支支架技术、模块化支架、医生改制支架等）创伤小，但手术费用昂贵，且商品化产品目前尚不能获得，而去分支技术（杂交手术）可有效避免开胸，创伤相对更小，同时简化了全腔内治疗的复杂步骤，适用于更多的复杂解剖条件，费用相对较低。但该患者破口较多，术后存在持续内漏高危因素，且该患者真腔压迫，操作空间小，去分支联合 EVAR 或 TEVAR 分支丢失会较多，术后截瘫风险极高。

（2）人工血管 – 腹主动脉吻合口处的主动脉夹层内膜片处理非常关键：腹主动脉外径较大，真、假腔共存，剪掉夹层隔膜（内膜）后吻合，近端支架到人工血管置入支架，不用在意支架是否在真、假腔。

（3）覆膜支架自左锁骨下动脉以远至腹主动脉段人工血管，完全覆盖肋间后动脉、腰动脉，术后截瘫风险极高。术前预先放置腰大池引流，围手术期调整腰大池引流高度约为 10 cm，术中应由麻醉医生辅助维持平均动脉压在 80 mmHg 左右，术后联系血库，间断输血，维持血红蛋白在 10 g/L，该患者术后未发生截瘫。术后随访 CTA 示胸主动脉段见少量 II 型内漏，来源主要为肋间后动脉，也从侧面反映该患者术后脊髓血供良好。该 II 型内漏需长期随诊，以确定有无再次干预指征，见图 15-8。

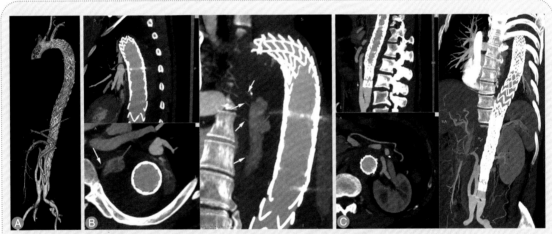

A. 术后随访 VR 成像，四分支血流通畅，胸腹主动脉支架位置及形态良好；B. 胸主动脉段存在 II 型内漏（红色箭头），内漏来源为肋间后动脉（白色箭头）；C. 腹主动脉段支架与人工血管隔绝良好，未见造影剂外溢。

图 15-8 术后 CTA

病例16 PMEG三开窗/内分支EVAR治疗胸腹主动脉瘤

撰写 潘红瑞，审校 戴向晨

一、简要病史

患者，男性，54岁，主因"体检发现胸腹主动脉瘤1个月"入院。有高血压病史20余年，未规律控制血压。无吸烟、饮酒史。腹部查体见腹平软，脐上可触及搏动性肿块，无压痛。术前胸腹CTA示胸腹主动脉瘤（图16-1）。腹腔干受累，动脉瘤内见大量附壁血栓，双肾动脉以下腹主动脉最大直径约30 mm。超声心动图显示左心室射血分数45%，全心增大。

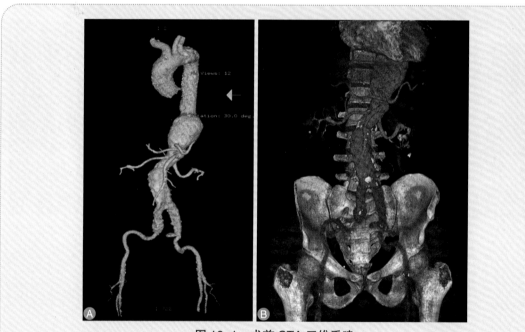

图 16-1 术前 CTA 三维重建

二、病例特点

患者为中年男性，有高血压病史。CTA 显示胸腹主动脉瘤。主动脉瘤下段累及腹腔干，腔内手术支架远端需覆盖掉内脏动脉，所以手术目标是切除或隔绝动脉瘤同时重建内脏动脉。手术难点在于如何重建内脏动脉血液供应；手术重点是如何在患者能够耐受情况下实现动脉瘤的有效处理同时重建内脏动脉。患者心脏左心室射血分数较低，心功能较差。对于此患者，不适合开放手术方案。本例患者腹腔干水平主动脉直径约 31 mm，腹腔干开窗可能因桥接支架与腹腔干开窗重叠较少而发生严重内漏。所以我们计划腹腔干开窗时设计内分支支架。腹腔干开窗缝制内分支支架增加腹腔干开窗与桥接支架的重叠范围，可以有效预防内漏。

本例患者最终方案定为三开窗加单内分支支架技术重建内脏动脉并隔绝胸腹主动脉瘤。

三、治疗过程

1. 支架改造

对于体外开窗，术前周密的手术计划和精确的 CTA 测量是决定成败的关键步骤，不仅要测量锚定区长度和直径，还要测量各内脏动脉的拉直距离、直径、开口方向、圆弧长度等数据，为方便术中超选，还需测量各内脏动脉最大投影角度。

瘤颈测量，可见动脉瘤起始部直径 31.4 mm，距离腹腔干 90.2 mm，距离腹腔干 110.3 mm处动脉瘤直径 30.5 mm，见图 16-2。内脏动脉区测量以腹腔干为基准，测量结果见图 16-3 及表 16-1。

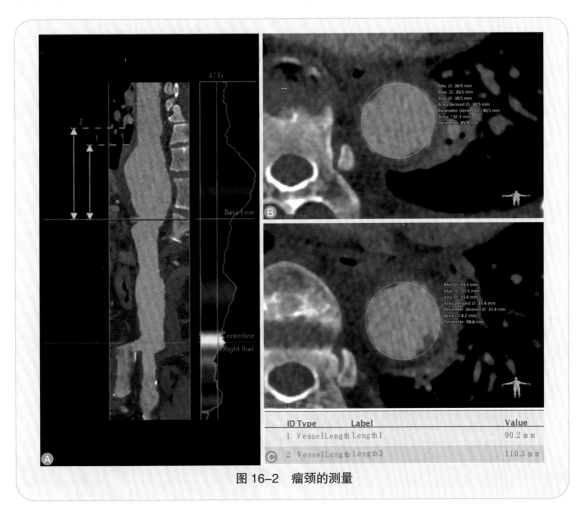

图 16-2　瘤颈的测量

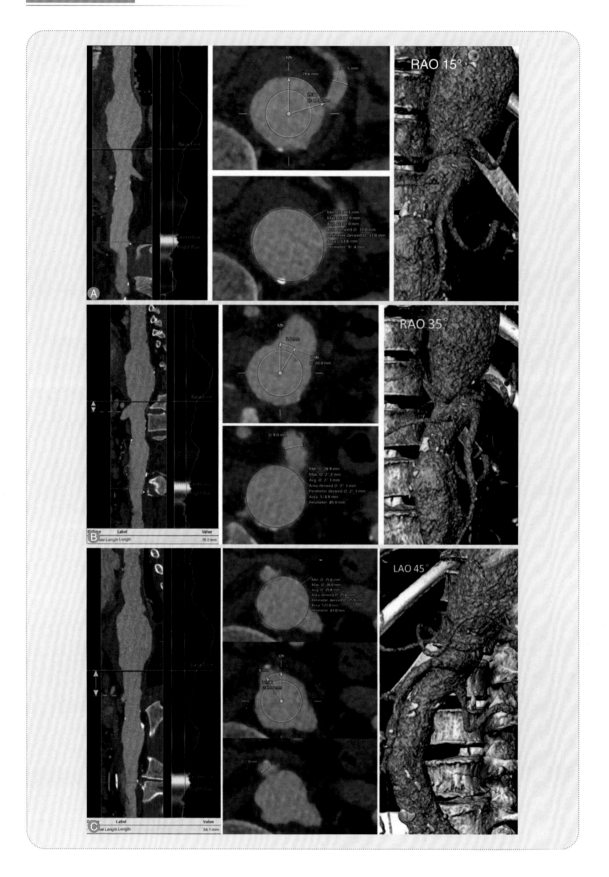

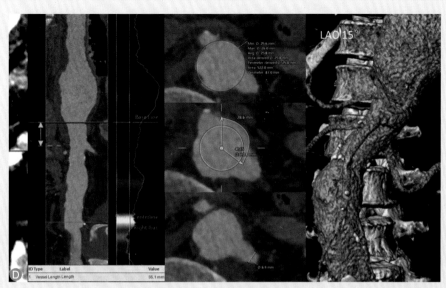

A. 腹腔干测量；B. 肠系膜上动脉测量；C. 右肾动脉测量；D. 左肾动脉测量。

图 16-3　术前内脏动脉区测量

根据测量结果制订支架改造方案，各开窗或分支支架位置及方向，窗口或分支支架直径汇总见表 16-1。

表 16-1　术前开窗测量表

开窗主体：Cook 30-30-200				
内脏动脉类型	与主体腹膜缘距离（mm）	分支发出钟点方向	造影最大投影角度（°）	分支直径（mm）
腹腔干	90	2:30	RAO 15	7.5
肠系膜上动脉	109	1:00	RAO 35	9.0
右肾动脉	115	10:30	LAO 45	6.0
左肾动脉	128	4:00	LAO 15	6.0

选择 Cook 公司 30-30-200 覆膜支架作为单内分支 + 三开窗主体，首先进行腹腔干内分支 + 肠系膜上动脉、双肾动脉三开窗；后制作支架半释放装置并预置腹腔干开窗导引导丝，见图 16-4。

根据测量结果，在支架相应位置进行开窗，并将抓捕器金属头端作为标记点，于肠系膜上动脉、双肾动脉窗口位置缝制环形标记点。下一步制作腹腔干内分支，采用直径 6 mm Viabahn 支架作为内分支支架，首先修剪一端使其与腹腔干窗口大小一致；再将内分支支架一端与腹腔干窗口环形缝合，并缝制环形标记点；最后将内分支支架游离段固定于 Cook 支架内壁。在支架的开窗对侧制作半释放装置，完成以上步骤，将支架送回原输送系统备用，见图 16-4。

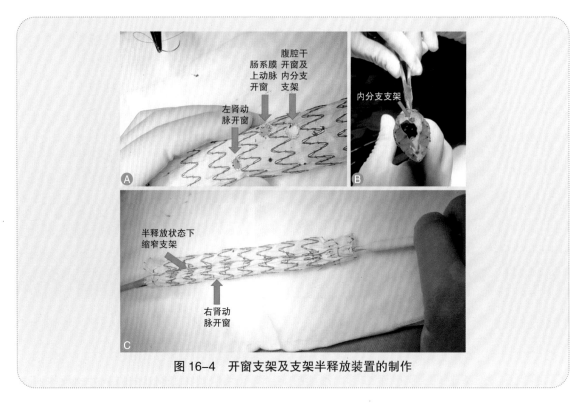

图 16-4 开窗支架及支架半释放装置的制作

2. 支架释放及分支重建

左肱动脉切开入路置入 8 F 70 cm 长鞘辅助超选及内脏动脉桥接支架置入。右股动脉入路将开窗支架送入主动脉内。打开支架，保留束径导丝维持支架半释放状态。在半释放状态通过左肱动脉入路导丝、导管配合超选入腹腔干、肠系膜上动脉及双肾动脉，并保留导丝。打开束径带，开窗支架达到完全释放状态。完全释放状态通过超选导丝置入内脏动脉桥接支架，腹腔干置入 8-50 Viabahn 覆膜支架 1 枚、肠系膜上动脉置入 6-50 Viabahn 覆膜支架 1 枚、右肾动脉置入 6-25 Viabahn 覆膜支架 1 枚、左肾动脉置入 6-50 Viabahn 覆膜支架 1 枚。于开窗支架近端延续 36-32-150 主动脉覆膜支架 1 枚。手术过程见图 16-5。

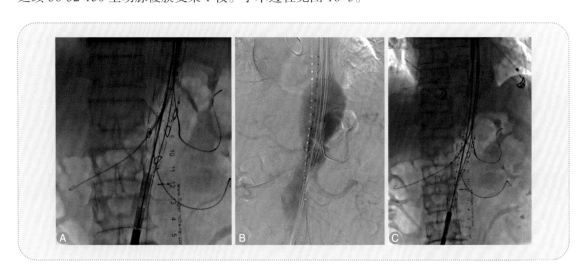

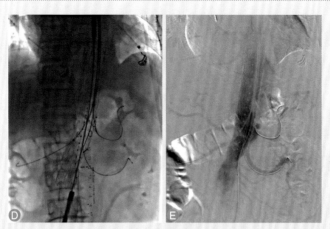

A.半释放状态下超选入腹腔干、肠系膜上动脉及双肾动脉，并留置导丝；B.超选完成后，半释放状态下造影证实超选成功；C.撤除束径导丝前支架状态；D.撤除束径导丝后支架状态；E.内脏动脉桥接支架置入后主动脉造影结果，内脏动脉均显影良好。

图16-5　开窗支架超选及释放过程

四、病例回顾与讨论

本例的治疗重点在于如何选择适合患者的手术方案。通过比较开放手术、分支支架技术、预开窗技术与原位开窗技术，最终选择预开窗技术作为患者的手术方案。但腹腔干水平主动脉直径达到 31 mm，单纯开窗可能出现难以处理的支架连接部位内漏。所以在腹腔干开窗位置设计内分支支架加强了支架重叠范围，可有效预防内漏的发生。

病例17 PMEG联合原位开窗技术治疗主动脉夹层动脉瘤

撰写 李晓晔 宋超，审校 陆清声

一、简要病史

患者，女性，63岁，因"胸主动脉腔内隔绝术后10年（ zone 2-zone 5，Castor单分支支架重建），腹主动脉夹层较前进展"入院。有高血压病史10年，血压最高220/110 mmHg，规律口服药物，血压控制可，否认家族遗传性疾病病史。

二、病例特点

患者为老年女性，胸主动脉腔内隔绝术后常规影像随访，术后10年见腹主动脉夹层较前进展。夹层近端位于腹腔干开口近心端10 mm处（zone 5），远端位于右髂内动脉开口远心端11 mm处（zone 12）。腹腔干双腔供血，肠系膜上动脉真腔供血，右肾动脉假腔供血，左肾动脉真腔供血，右髂外动脉双腔供血。其中右肾动脉血供可，术前CTA可见右肾与左肾大小相仿，肾小球滤过率94.7 mL/min。右肾功能良好，有保留价值（图17-1）。

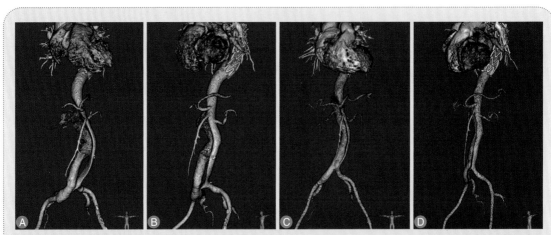

A、B.胸主动脉支架置入术后（本次术前10年）0°、左前斜50°三维重建；C、D.本次术前0°、左前斜50°三维重建。

图17-1 术前CTA

三、治疗过程

术前拟定采用体外开窗技术重建肠系膜上动脉及左肾动脉，体外＋原位开窗技术重建右肾动脉，多段覆膜支架隔绝主动脉夹层远端多发裂口，降低假腔压力，促进假腔血栓化。

经左肱动脉鞘管超选腹腔干，引入弹簧圈栓塞腹腔干。穿刺左股动脉，引入导丝翻山后进入右髂外动脉，经抓捕器牵出后建立牵张通路。自右股动脉导入微创 Aegis 腹主动脉一体化覆膜支架（20-12-100），以及完成体外预开窗的微创 Hercules 主动脉覆膜支架（26-22-160）（图 17-2）。支架释放后造影，提示肠系膜上动脉、左肾动脉通畅，右肾动脉经远端髂动脉裂口反流，经假腔灌注显影。经左肱动脉鞘管，V-18 导丝硬头配合 MPA1 导管破膜进入夹层假腔，球囊扩张后跟进长鞘，交换可调弯导管超选右肾动脉，超选成功后交换超硬导丝，引入 GORE Viabahn 支架（7-39）重建右肾动脉。最后经右股动脉引入 BARD Fluency 支架（12-80）覆盖右髂外动脉裂口。术终造影提示夹层隔绝完全，肠系膜上动脉、双肾动脉通畅，未见明显内漏（图 17-3）。

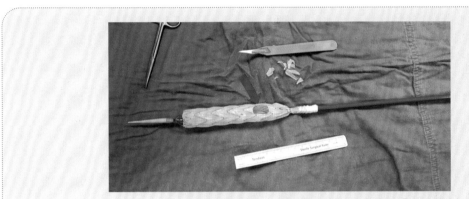

图 17-2 开窗支架正面观（红色箭头示开窗对准肠系膜上动脉）

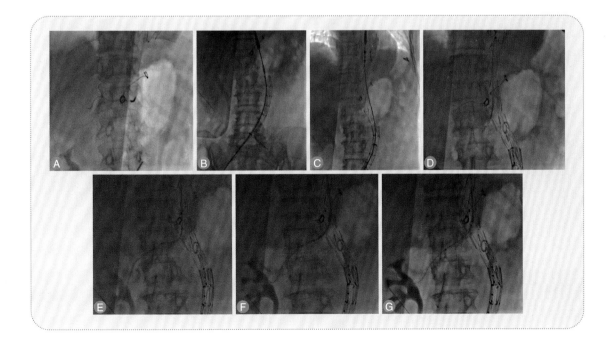

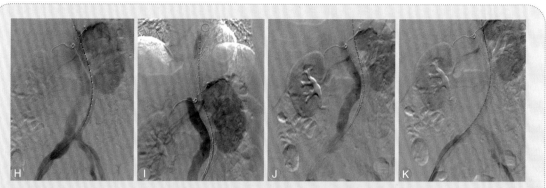

A. 弹簧圈栓塞腹腔干；B. 引入并释放腹主动脉支架；C. 引入并释放开窗主体支架；D. 右肾动脉开口处破膜；E. 造影剂示踪探明右肾动脉方向；F. 超选右肾动脉；G. 释放右肾动脉桥接支架；H. 栓塞腹腔干后造影提示腹主动脉夹层，右肾动脉起自假腔；I. 置入开窗支架后肠系膜上动脉及左肾动脉显影通畅，夹层血供起自远端裂口；J. 右肾动脉内置入覆膜桥接支架；K. 隔绝右髂外动脉处裂口，造影示腹主动脉夹层隔绝完全，无内漏

图 17-3 手术过程

四、病例回顾与讨论

腹腔干双腔供血，必须对腹腔干内的裂口进行隔绝才能考虑保留腹腔干，否则会导致假腔持续供血。根据术中造影评估，肝动脉可经胃十二指肠动脉远端血供代偿，因此选择栓塞腹腔干，以确保达到隔绝假腔的治疗目的。

右肾动脉为假腔供血，其功能良好，无灌注不良，其血供的重建对右肾功能的保留至关重要，可供选择的方案包括采用"潜望镜"技术，通过髂外动脉裂口经假腔重建右肾动脉及原位破膜重建肾动脉，但前一方案支架较长，远期通畅率不高。经过评估，本例选择了体外开窗预留右肾动脉窗位，再经导管配合 V-18 导丝硬头在内膜片上原位破膜的方案进行治疗。为了保留重要的内脏动脉，合理使用或制造内脏动脉开口平面的内膜裂口，利用覆膜桥接支架重建内脏动脉是可行的。

本例既往置入了胸主动脉覆膜支架以隔绝胸主动脉夹层裂口。此次治疗隔绝了腹主动脉近乎全程及右髂内动脉，其中包含许多为脊髓供血的动脉，术后发生脊髓缺血的风险较高。对此病例并未采用术后预防性脑脊液引流，主要考虑：①胸主动脉覆膜支架为本次手术10年前置入，脊髓血供侧支已建立；②前次手术对左锁骨下动脉进行了重建；③保留了左髂内动脉。对于术后脊髓缺血风险高的患者，可以考虑进行预防性脑脊液引流。

病例18　PMEG加原位开窗技术治疗胸腹主动脉瘤

撰写　邱佳聪，审校　周为民

一、简要病史

患者，男性，62岁，因"发现腹部搏动性包块4年余"入院。有脑梗死病史9年，高血压病史9年，1993年行胃穿孔修补手术。

二、病例特点

患者为老年男性，体检发现腹主动脉瘤，完善胸腹部CTA提示胸腹主动脉瘤（Crawford分型IV型），动脉瘤累及双侧肾动脉，同时双侧肾动脉重度狭窄，内脏区各分支间距非常近（图18-1）。

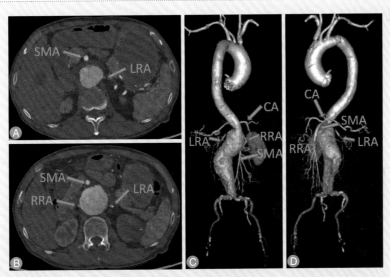

A、B.横断面各内脏动脉；C、D.重建后各内脏动脉位置。CA：腹腔干；SMA：肠系膜上动脉；LRA：左肾动脉；RRA：右肾动脉。

图18-1　术前CTA示胸腹主动脉瘤（Crawford IV型）

三、治疗过程

本例根据影像学测量和3D打印模型采用体外预开窗结合外分支技术，重建腹腔干、肠系膜上动脉和双肾动脉，全微创治疗胸腹主动脉瘤。术前通过对CTA测量和DSA以及结合3D打印模型，于Ankura大动脉覆膜支架上体外预开窗，同时于双肾动脉开窗缝制外分支支架。术中分别开通双侧肾动脉并置入支架，导入改装支架并半释放后，分别选入内脏四分支内并置入支架，术中超选左肾动脉困难，给予原位开窗重建左肾动脉（图18-2）。术后造影显示支架位置满意，双侧肾动脉、肠系膜上动脉、腹腔干和双侧髂总动脉均显影良好，未见明显内漏（图 18-3）。

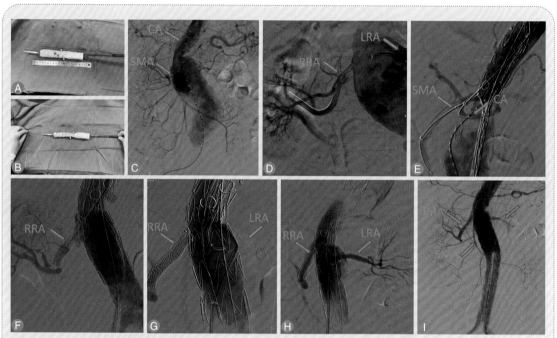

A. 术前支架开窗及双侧肾动脉外分支缝合后支架形态；B. 束径后改装支架形态；C. 术前 DSA；D. 双侧肾动脉裸支架置入术后造影；E. 超选肠系膜上动脉和腹腔干后造影；F. 右肾动脉支架置入术后造影；G. 使用 RUPS 100 原位开窗；H. 双侧肾动脉重建后造影；I. 全腔内隔绝术后 DSA。CA：腹腔干；SMA：肠系膜上动脉；RRA：右肾动脉；LRA：左肾动脉。

图 18-2 术前改装支架及术中造影

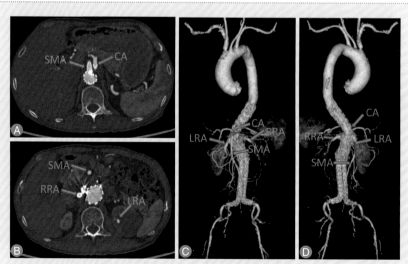

CA：腹腔干；SMA：肠系膜上动脉；RRA：右肾动脉；LRA：左肾动脉。

图 18-3 患者术后半年复查 CTA 示无内漏，支架无移位，分支支架通畅，假腔完全血栓化

四、病例回顾与讨论

本例治疗的难点在于胸腹主动脉瘤需要重建腹腔干、肠系膜上动脉和双侧肾动脉。采用全腔内治疗的方法，同时患者合并双侧肾动脉狭窄，术中左肾动脉外分支闭塞，于原位开窗重建左肾动脉。

治疗此类疾病时应着重考虑以下方面。

（1）术前需要精确测量胸腹主动脉四分支（腹腔干、肠系膜上动脉和双侧肾动脉）的位置，专用软件的测量结合 3D 打印模型能够提高准确性。将弹簧圈缝合于窗口边缘加固窗口，有助于术中超选分支动脉，同时能够提高自制分支支架的整体稳定性和减少内漏的发生。

（2）术中采用对大动脉支架前端置入半释放装置中的一根导丝进行覆膜支架背侧束径带的制作，束径技术对于术中超选大支架预开窗窗口提供便利，在分支没有完全超选到位时不建议解开束径，以确保通路的建立。

（3）瘤体较大的胸腹主动脉瘤可以考虑行原位开窗技术重建内脏分支。

参考文献

[1] BRANZAN D,GEISLER A, GRUNERT R, et al. The influence of 3D printed aortic models on the evolution of physician modified stent grafts for the urgent treatment of thoraco-abdominal and pararenal aortic pathologies[J]. Eur J Vasc Endovasc Surg, 2021, 61(3): 407–412.

[2] 陈永辉, 秘家学, 刘宗伟, 等 . 开窗 / 分支支架主动脉腔内隔绝术治疗肾周腹主动脉瘤及Ⅳ型胸腹主动脉瘤的中期结果分析 [J]. 中国血管外科杂志 (电子版), 2022, 14(4): 309-313.

[3] 孙岩, 王玉涛, 张十一, 等 . 3D 打印辅助开窗支架及分支支架技术治疗累及内脏动脉区胸腹主动脉瘤的效果分析 [J]. 中国胸心血管外科临床杂志, 2022, 29(1): 90-94.

病例19　PMEG外分支EVAR治疗胸腹主动脉瘤

撰写　王端，审校　戴向晨

一、简要病史

患者，女性，69岁，主因"检查发现胸腹主动脉瘤1个月"入院。有高血压病史10年，口服苯磺酸氨氯地平控制血压，自诉血压控制尚可。无吸烟、饮酒史。

二、病例特点

1. 手术目标

患者为老年女性，有高血压病史。CTA示胸腹主动脉瘤，主动脉瘤近端位于第10胸椎体中缘，同时腹腔干、肠系膜上动脉及双肾动脉受累（图19-1）。手术目标是切除或隔绝动脉瘤同时重建内脏动脉。如何在患者能够耐受的情况下取得手术效果并且最小化手术创伤是本次手术重点及难点。

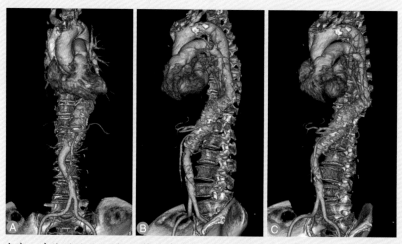

胸腹主动脉瘤，瘤体近端位于胸10椎体中缘，远端位于腰2椎体上缘。Crawford分型Ⅴ型。

图19-1　术前CTA

2. 手术方案

传统开放手术为胸腹联合切口的胸腹主动脉瘤切除人工血管置换，同时行内脏动脉重建，手术入路创伤巨大，对于此患者，不适合开放手术方案。

全腔内手术无胸腹巨大切口，手术创伤较小，是减小创伤的理想手术方式。目前全腔内重建内脏动脉的方法主要有开窗支架技术和分支支架技术。这两种技术均可达到隔绝瘤腔、重建内脏动脉的目的。但本例患者为主动脉扩张性疾病，内脏动脉区主动脉扩张。因空间较大，开窗超选内脏动脉的难度较大，且开窗支架技术在置入开窗－内脏动脉的桥接支架时有支架脱落进瘤腔的可能，不适合此例患者。分支支架技术因分支缝合固定于主体支架，分支不易脱落，且增加了桥接支架与主体支架的重叠长度，桥接支架更加稳定。本例患者支架远端锚定区较长，可以选择远端健康腹主动脉作为锚定区，故可以利用分体式腹主动脉覆膜支架的短腿制作分支支架。这种分支支架改装方式也被称为"八爪鱼"技术，是本例患者采用的治疗方案。

三、治疗过程

1. 支架改造

根据术前测量数据，选择 Medtronic Endurant 25-16-170 腹主动脉支架作为改造分支支架主体。Viabahn 6-150 支架裁剪成 4 段。3 段裁剪的 Viabahn 支架集束缝合于主体支架短腿，剩余 1 段支架缝合于支架主体上（图 19-2）。收回输送系统备用。

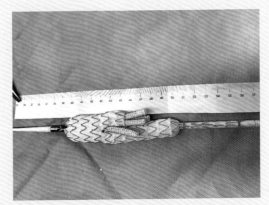

支架主体缝合单分支支架，支架短腿缝合三分支支架。

图 19-2　改良"八爪鱼"外分支支架改装

2. 支架释放及分支重建

穿刺右股动脉及左肱动脉，左股动脉入路将改装"八爪鱼"支架置入降主动脉，支架近端定位于胸 8 椎体中下缘。注意分支支架方向朝向前方。支架定位后释放分支支架，保留主体支架长腿。左肱动脉入路将 8F 70 cm 长鞘送入短腿分支内，分别通过短腿分支选入肠系膜上动脉及双肾动脉，并置入桥接覆膜支架。释放支架长腿并延续 Medtronic Endurant 16-24-95 髂动脉分支支架 1 枚。选入腹腔干并置入桥接覆膜支架（图 19-3）。

3. 术后情况

患者术后恢复良好，无发热、腹痛、腰痛等不适。术后复查胸腹 CTA，见内脏动脉通畅（图 19-4）。

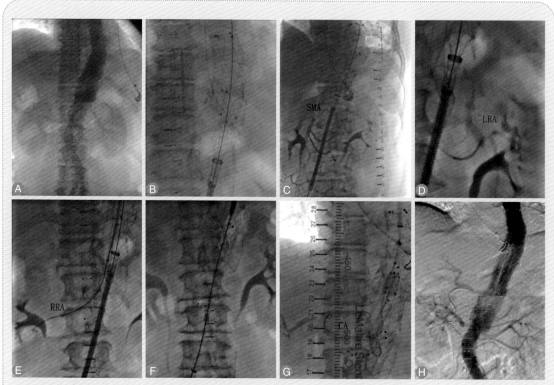

A. 主动脉造影；B. "八爪鱼"支架定位并释放短腿；C. 通过分支选入肠系膜上动脉；D. 通过分支选入左肾动脉；E. 通过分支选入右肾动脉；F. 释放长腿，长腿延续 Medtronic Endurant 16-24-95 髂支支架；G. 选入腹腔干；H. 主动脉及分支动脉造影。CA：腹腔干；SMA：肠系膜上动脉；RRA：右肾动脉；LRA：左肾动脉。

图 19-3 "八爪鱼"支架释放及内脏分支重建

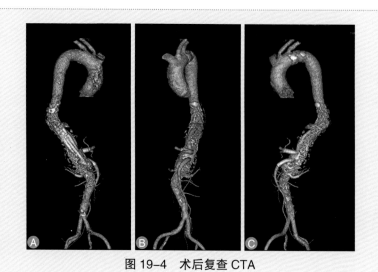

图 19-4 术后复查 CTA

四、病例回顾与讨论

本例的治疗难点在于如何选择恰当的手术方案，分支支架的设计制作及术中内脏动脉的超选等问题。本例患者虽然为胸腹主动脉瘤，但动脉扭曲程度较小，近端及远端锚定区长度足够。这些解剖特点都有利于腔内手术的进行。但患者动脉瘤扩张区域恰在腹主动脉内脏动脉区，重建内脏动脉是本例手术的重难点。

在治疗过程中应着重注意以下方面。

（1）患者高龄，合并高血压疾病，无法耐受开放手术或杂交手术。

（2）相对较小的主动脉扭曲程度和足够长的近端及远端锚定区为腔内治疗提供了相对便利的腔内手术条件。

（3）术中超选腹腔干、肠系膜上动脉、双肾动脉不仅需要精妙的导丝、导管操作，还需要术前精确的测量和分支支架设计。特别是内脏动脉开口位置和角度的提前测量、分支支架长度的设计，对于术中超选成功至关重要。

（4）术中需注意轻柔精细操作，术中分支支架的直径和长度要适合靶血管情况。

病例20 混合分支支架EVAR治疗胸腹主动脉瘤

撰写 罗光泽，审校 戴向晨

一、简要病史

患者，男性，61岁，主因"腹部胀痛半年，加重2天"入院。患者入院半年前无明显诱因出现腹胀腹痛，当时未予以重视，未行相关检查，2天前再次出现腹痛、腹胀症状，症状较前加重，持续时间长。不伴有恶心、呕吐、腹泻等症状，无头痛、头晕，无发热、咳嗽等症状。就诊当地医院，胸腹主动脉CTA示胸腹主动脉瘤。患者平素健康状况良好；20年前车祸导致头骨骨折，经保守治疗后恢复良好；10年前行肾结石体外碎石手术。有吸烟、饮酒史20余年。

二、病例特点

患者为老年男性，胸腹主动脉瘤（Ⅳ型），动脉瘤腔内可见大量附壁血栓形成，瘤颈扭曲，合并右髂总动脉瘤形成（图20-1、图20-2），病变复杂，开放手术风险高，选择微创介入手术，即胸腹主动脉覆膜支架腔内隔绝术，同时重建内脏动脉，保障内脏器官血供。

三、治疗过程

本例采用微创介入手术方式，即胸腹主动脉覆膜支架腔内隔绝术（G-Branch技术）。术中、术后影像见图20-3～图20-6。

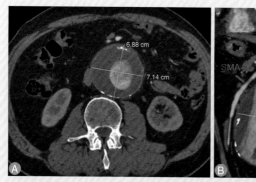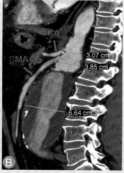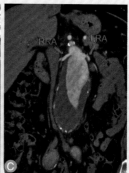

胸腹主动脉瘤（Ⅳ型），动脉瘤腔内可见大量附壁血栓形成，瘤颈扭曲，合并右髂总动脉瘤形成。
CA：腹腔干；SMA：肠系膜上动脉；LRA：左肾动脉；RRA：右肾动脉。

图20-1 术前胸腹主动脉CTA

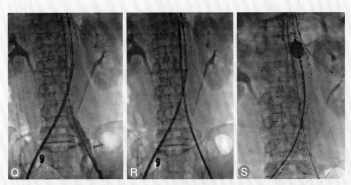

Q. 造影定位左髂内动脉位置及髂总动脉远端支架置入位置。R. 经左股动脉入路沿超硬导丝置入系统 IE1412C14016 及 IE1424C12016 髂支并接入短腿，远端位于左髂总动脉开口。分叉型主体支架长腿打开，经右股动脉入路将髂延长支架系统 IE1412C16016 和 IE1412C10016 接入长腿，远端位于右髂外动脉近端。S. 应用 AB 46 球囊扩张覆膜支架连接处。

图 20-4 手术过程（续）

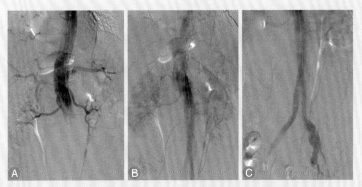

示胸腹主动脉瘤消失，内脏动脉显影良好，腹主动脉及双侧髂动脉显影通畅，支架形态良好。

图 20-5 术中复查造影

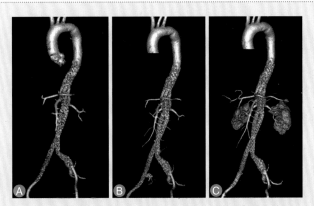

A. 术后 1 周；B. 术后 6 个月；C. 术后 1 年。均提示胸腹主动脉覆膜支架内显影通畅，内脏动脉显影良好，双侧髂动脉显影通畅，支架形态良好。

图 20-6 术后随访复查

四、病例回顾与讨论

本例的治疗难点在于内脏动脉重建，瘤腔内大量血栓形成，有内脏动脉及下肢动脉栓塞风险。

在治疗过程中应着重注意：对于复杂的胸腹主动脉闭塞选择腔内治疗策略，术前对患者的评估及精准测量非常重要，术中对内脏动脉的重建及内脏器官的保护同样重要。

病例21 混合分支支架技术治疗胸腹主动脉瘤

撰写 陈晒，审校 周为民

一、简要病史

患者，男性，65 岁，因"发现腹部搏动性包块 2 月余"入院。有高血压病史 3 年，规律口服氨氯地平片治疗。饮酒 30 年，已戒酒。

二、病例特点

患者为老年男性，发现腹部搏动性包块 2 月余，胸腹主动脉瘤合并腹腔干、肠系膜上动脉及双侧肾动脉狭窄。术前 CTA 示腹主动脉局部管壁增厚、钙化，管腔梭形瘤样扩张，最大截面大小约 70 mm×60 mm（同水平强化瘤体大小约 50 mm×46.5 mm），管腔轻度狭窄，腹腔干开口管腔重度狭窄，肠系膜上动脉、左肾动脉局部管腔轻度狭窄，右肾动脉开口处管腔轻中度狭窄。双侧髂总动脉管腔瘤样膨大；双侧髂内动脉局部管腔节段性狭窄（图 21-1、图 21-2）。对于本例患者，在重建胸腹主动脉的基础上需重建内脏动脉血供。

三、治疗过程

本例采用胸主动脉覆膜支架腔内隔绝术、腹主动脉覆膜支架腔内隔绝术，同时处理狭窄的内脏动脉，包括腹腔干支架置入术、肾动脉支架置入术、肠系膜上动脉支架置入术。术中、术后影像见图 21-3 ~ 图 21-5。

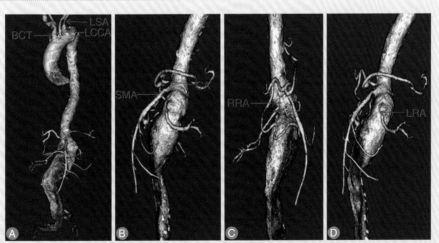

BCT：头臂干；LSA：左锁骨下动脉；LCCA：左颈总动脉；RRA：右肾动脉；LRA：左肾动脉；
CA：腹腔干；SMA：肠系膜上动脉。

图 21-1 术前 CTA 三维重建图

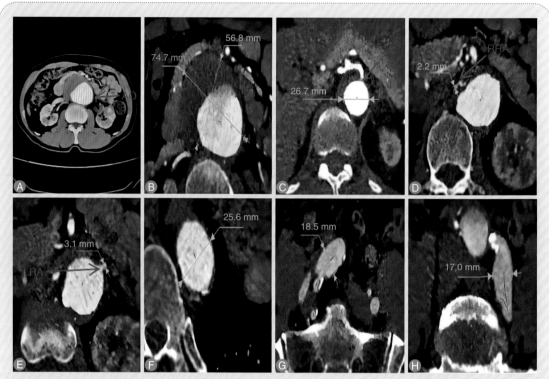

A、B. 横断面 CTA 示腹主动脉局部管壁增厚、钙化，管腔最大截面大小约 70 mm×60 mm；C. 腹腔干开口重度狭窄；D. 右肾动脉狭窄；E. 左肾动脉狭窄；F. 降主动脉直径 25.6 mm；G. 右髂总动脉直径 18.5 mm；H. 左髂总动脉直径 17.0 mm。RRA：右肾动脉；LRA：左肾动脉；AO：主动脉；CA：腹腔干。

图 21-2　术前 CTA

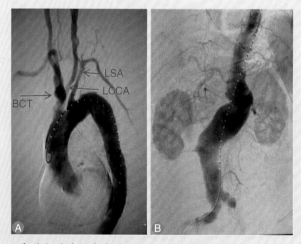

腹腔干开口重度狭窄，肠系膜上动脉侧支与腹腔干远端沟通，肠系膜上动脉、双肾动脉未见明显异常。BCT：头臂干；LSA：左锁骨下动脉；LCCA：左颈总动脉。

图 21-3　术中 DSA

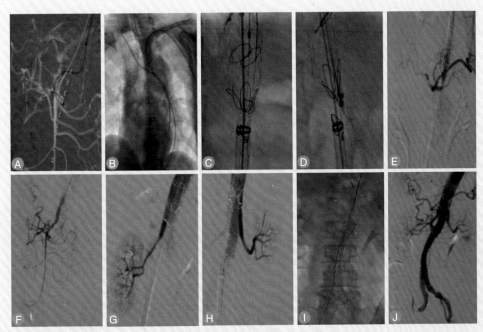

A. 开通腹腔干；B. 双侧肱动脉置入 8F 90 cm 长鞘，建立上肢通路；C. 置入混合分支系统主体支架；D. 超选腹腔干、肠系膜上动脉，打开半释放；E. 重建腹腔干；F. 重建肠系膜上动脉；G. 重建右肾动脉；H. 重建左肾动脉；I. 置入腹主动脉覆膜支架；J. 术后造影，各分支血流通畅，胸腹主动脉瘤隔绝良好。

图 21-4 手术过程

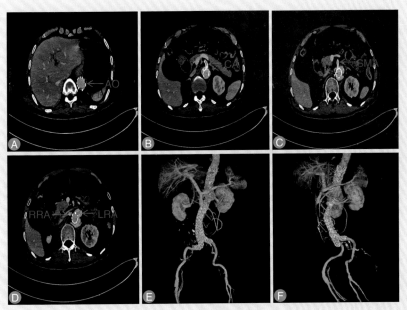

胸腹主动脉瘤支架通畅，腹腔干、肠系膜上动脉、肾动脉分支支架通畅。RRA：右肾动脉；LRA：左肾动脉；AO：主动脉；CA：腹腔干；SMA：肠系膜上动脉。

图 21-5 术后复查 CTA

四、病例回顾与讨论

1. 本例的治疗难点

（1）患者年纪相对较大，病变范围较广且累及的内脏动脉较多。开放手术需长时间阻断肾上腹主动脉血流并重建内脏动脉，手术时间长，手术相关不良事件发生率和术后死亡风险高，高危患者不易耐受。复合手术可部分规避开放手术风险，但仍有较高的术后截瘫及死亡概率。若能采用单纯腔内介入术治疗该类胸腹主动脉瘤将具有临床意义。综上决定采用先健新型混合多分支支架（G-Branch），系统主体支架包含 2 个内嵌分支和 2 个外翻分支，可在完全微创腔内技术下进行分支血管重建，维持各脏器持续血供。这一创新设计，有效降低了内漏发生风险及手术操作难度。

（2）手术最大的难题在于正向反复尝试无法开通腹腔干，故选择通过肠系膜上动脉和腹腔干之间的胰十二指肠动脉弓逆向开通腹腔干。历经曲折，最终开通了腹腔干。后逐一开通内脏动脉，置入、后扩张、造影，再连接腹主动脉覆膜支架，每个步骤和操作都力求精准、仔细，整个手术过程有惊无险。

2. 治疗过程中着重注意的方面

（1）先健新型混合多分支支架（G-Branch）适应证广泛，可应用于解剖结构更为复杂的病例，其配套的外周支架可适用于不同直径的内脏动脉，为胸腹主动脉瘤的多分支腔内重建这一国际性难题提供了灵活有效的解决方案。分支支架包括外翻式和内嵌式两类，具有支架稳定性较高、术后内漏风险较低等优点，但该技术重建内脏动脉四分支需对位所有分支支架，否则将影响主体支架释放，且外翻式分支支架需要其外周有较大空间，在真腔受压、有夹层动脉瘤的患者中的应用受到限制，内嵌式分支支架可规避上述不足。

（2）胸腹主动脉瘤合并内脏动脉狭窄，需在放置胸腹主动脉覆膜支架隔绝动脉瘤基础上同时完成内脏重要动脉重建，否则牺牲以上内脏动脉将导致毁灭性的内脏缺血坏死风险。

（3）胸腹主动脉瘤是一种累及降主动脉及腹主动脉的动脉瘤样病变。腹主动脉瘤占所有主动脉瘤的 75%，位于膈下方，大部分位于肾动脉以下。其中不涉及但接近肾动脉起源的约占腹主动脉瘤的 16%。胸主动脉瘤占主动脉瘤的 25%。其中，15% 延伸到腹部，因此被称为胸腹主动脉瘤。胸腹主动脉瘤发病率约占全部主动脉瘤样扩张病变的 7% ~ 15%。一项流行病学调查结果显示，胸腹主动脉瘤年发病率为（6 ~ 10）/10 万，年破裂率为 3.5/10 万。而未经治疗的胸腹主动脉瘤人群中，5 年生存率不足 20%，动脉瘤自发破裂是胸腹主动脉瘤导致死亡的最主要原因，约占 51%。有研究表明，当动脉瘤直径大于 5 cm 时，每增加 1 cm 瘤体破裂的风险便增加一倍，而瘤体直径大于 7 cm 的患者，43% 最终会出现动脉夹层或破裂。近些年，随着腔内治疗技术的迅速发展，其已成为血管外科的主要治疗手段，目前胸腹主动脉瘤主要的腔内治疗手段包括开窗型覆膜支架成形及分支型覆膜支架成形和"八爪鱼"支架技术等。腔内治疗技术应用于胸腹主动脉瘤的时间较短，但其发展迅速，在早期和中期随访中，相对于外科手术治疗，腔内治疗显示出良好的结果，无论在死亡率、并发症发生率、肾衰竭程度，还是备受争议的截瘫发生率等各方面，均优于传统手术。

参考文献

[1] 王弼偲,朱智,张鑫鹏.内分支联合体外预开窗技术在腹主动脉瘤内脏分支重建中的应用[J].介入放射学杂志,2021,30(10):1044-1048.

[2] 李莉,高占峰,胡利强,等.胸腹主动脉瘤内脏分支动脉重建的腔内治疗[J].血管与腔内血管外科杂志,2023,9(10):1167-1171.

[3] 梁刚柱,张韬,张杨,等.胸腹主动脉瘤内脏动脉分支重建专家共识[J].血管与腔内血管外科杂志,2023,9(4):385-394.

[4] 王雪钢,蒋岚杉,白斗,等.国产支架在复杂瘤颈腹主动脉瘤腔内治疗中的应用[J].局解手术学杂志,2021,30(5):449-451.

[5] 孙岩,王玉涛,张十一,等.3D打印辅助开窗支架及分支支架技术治疗累及内脏动脉区胸腹主动脉瘤的效果分析[J].中国胸心血管外科临床杂志,2022,29(1):90-94.

[6] 谷涌泉,郭连瑞,郭建明,等.胸主动脉覆膜支架联合八爪鱼技术腔内修复复杂胸腹主动脉瘤[J].介入放射学杂志,2016,25(6):487-490.

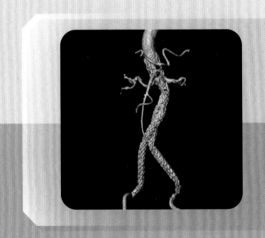

腹主动脉篇

病例22 PMEG单开窗EVAR治疗肾周腹主动脉瘤

撰写 高翔 刘阳 袁涛 马凯 申康，审校 毕伟

一、简要病史

患者，男性，59岁，主因"间断上腹部疼痛2周"入院。有高血压病史2年，口服贝那普利每次10 mg，1次/日，自诉平日血压控制可；糖尿病病史1年，口服瑞格列奈每次1 mg，3次/日，未规律测血糖；冠心病病史11年，行冠状动脉支架置入术；心力衰竭（心功能Ⅳ级）病史2年，口服药物治疗；心律失常病史8个月，行植入型心律转复除颤器治疗；肺栓塞病史2年；肺炎病史2个月；吸烟30年，约2包/日，已戒烟；饮酒40年，已戒酒。

二、病例特点

患者为老年男性，间断上腹部疼痛2周，合并症多发，腹主动脉瘤直径为4.1 cm，但患者腹主动脉距右肾水平以下1 cm处有一穿透性主动脉溃疡（PAU），位于腹主动脉后壁，且患者近2周间断出现上腹部疼痛，存在手术指征，并选择腔内介入治疗。右肾动脉距PAU为1 cm，左肾高于右肾0.5 cm，为延长支架锚定区，选择右肾体外开窗重建右肾动脉。

三、治疗过程

本例采取EVAR，根据术前腹主动脉CT及术中造影结果（图22-1），选择25-16-145 Endurant主体支架，并进行右肾动脉体外开窗，开窗完成后回收主体支架，经左股动脉18F导管鞘推送入体内，根据推送装置体外标记调整支架角度，使得开窗位置与右肾动脉开口相对，然后平左肾动脉下缘成功释放主体支架，造影可见双肾动脉显影（图22-2）。经右侧14F导管鞘置入6F导引导管配合C2导管及导丝成功超选入右肾动脉，经导丝植入球囊扩张支架一枚重建右肾动脉。选16-13-124 Endurant分支支架经右侧14F导管鞘植入右髂动脉，近端与主体支架重叠2.5 cm，远端达右髂总动脉。应用AB球囊后扩张，造影显影支架位置良好，未见内漏，双侧肾动脉、髂内动脉显影良好。手术过程及术后复查结果见图22-3、图22-4。

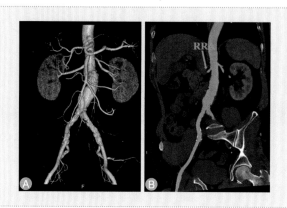

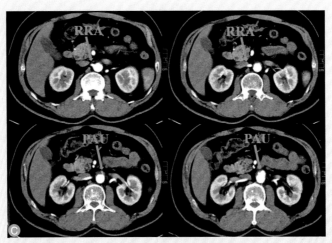

腹主动脉肾下瘤样扩张，左肾水平高于右肾水平 0.5 cm；右肾水平以下 1 cm 处可见穿透性主动脉溃疡，位于主动脉后壁。PAU：穿透性主动脉溃疡；RRA：右肾动脉。

图 22-1　术前腹主动脉 CT

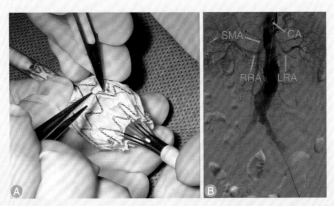

SMA：肠系膜上动脉；CA：腹腔干；RRA：右肾动脉；LRA：左肾动脉。

图 22-2　术前于手术室无菌条件下体外开窗，术中造影可见腹腔干、肠系膜上动脉及双侧肾动脉显影良好

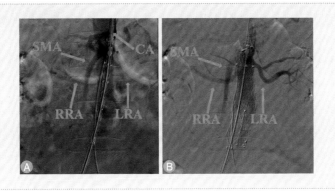

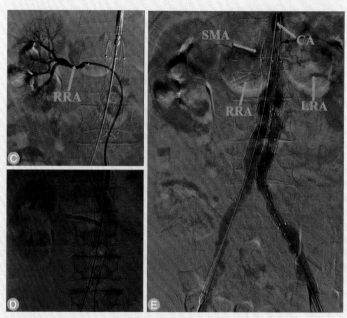

A. 术中支架定位，造影见腹主动脉各分支动脉显影，定位后释放支架至分支；B. 再次造影，可见右肾动脉经开窗显影良好，腹腔干、左肾动脉显影良好；C. 经开窗超选入右肾动脉，后交换跟进长鞘；D. 造影证实定位准确后应用球扩支架重建右肾动脉；E. 释放后右肾动脉支架形态良好，释放左侧分腿支架，锚定于左髂总动脉，后造影可见腹主动脉各分支通畅，双肾灌注良好，支架形态良好，无内漏。SMA：肠系膜上动脉；CA：腹腔干；RRA：右肾动脉；LRA：左肾动脉。

图 22-3 手术过程

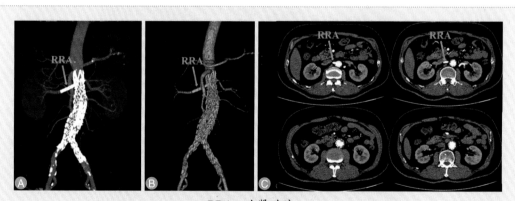

RRA：右肾动脉。

图 22-4 术后复查见腹主动脉支架及右肾动脉支架形态良好，双肾灌注良好，未见内漏

四、病例回顾与讨论

该患者高龄，合并症多发，开放手术耐受性较差，采取 EVAR。本例的治疗难点在于短瘤颈的处理策略，PAU 位于右肾动脉水平以下 1 cm，因此常规 EVAR 支架锚定区不足，需延长锚定区。本例左肾动脉距 PAU 1.5 cm，因此，术中重建右肾动脉即可，为降低内漏风险，采取体外开窗术式。

在治疗过程中应着重注意以下方面。

（1）短瘤颈腹主动脉瘤腔内修复的处理策略有多种，如何制订安全、有效的治疗方案至关重要。本例为 PAU，且距离重要内脏动脉 1 cm，需通过延长锚定区（≥ 1.5 cm）来提升支架稳定性，涉及的内脏动脉均建议进行重建。针对 PAU 或假性动脉瘤样病变，建议进行开窗或采用多分支支架重建内脏动脉，减少内漏的发生，相比多分支支架，开窗术式相对简单，但要求开窗位置准确，支架释放位置及角度准确。

（2）体外开窗回装主体支架时确定完全回装，且支架推送系统进入体内时建议置入导管鞘，避免"裸奔"损伤血管内膜，造成术后大出血、下肢动脉闭塞等不良事件。

病例23 PMEG三开窗EVAR治疗肾周腹主动脉瘤

撰写 闫盛 金海将，审校 董红霖

一、简要病史

患者，男性，65岁，主因"体检发现腹主动脉瘤3天"入院。有高血压病史3年余，未规律口服降压药物。5年前患脑梗死，规律口服氯吡格雷。无吸烟、饮酒史。

二、病例特点

患者为老年男性，体检发现腹主动脉瘤，瘤体最大直径近5 cm，锚定区不足，需锚定至腹腔干才有足够锚定区（图23-1、图23-2）。

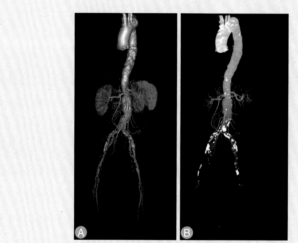

图 23-1 术前 CTA 示腹主动脉瘤近肾动脉，瘤颈约 3 mm

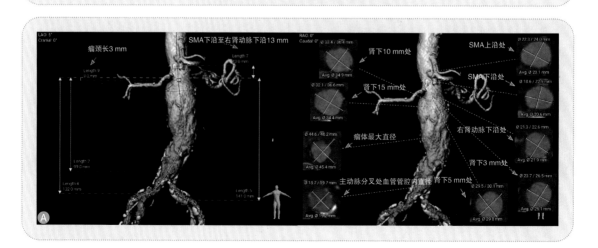

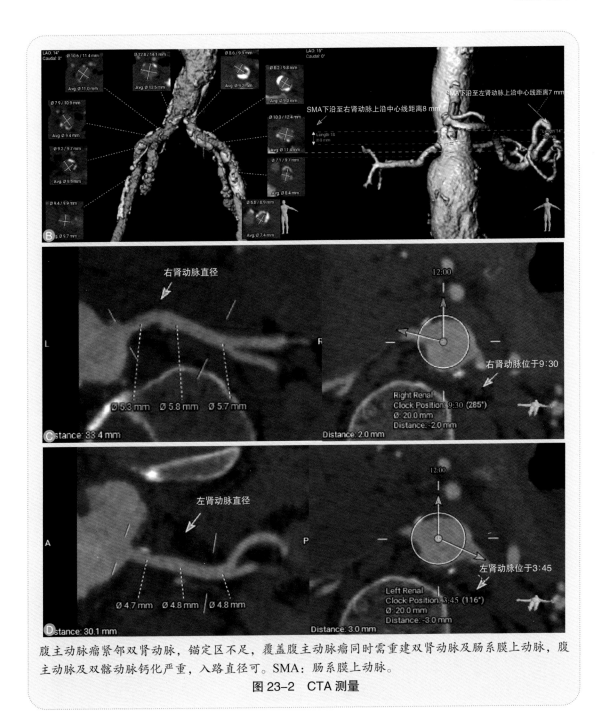

腹主动脉瘤紧邻双肾动脉，锚定区不足，覆盖腹主动脉瘤同时需重建双肾动脉及肠系膜上动脉，腹主动脉及双髂动脉钙化严重，入路直径可。SMA：肠系膜上动脉。

图 23-2　CTA 测量

三、治疗过程

本例采用纯腔内手术方式，覆膜支架腔内隔绝腹腔干下缘以获得足够的锚定区，同时体外开窗后（图 23-3）在体内重建双肾动脉和肠系膜动脉。术中 DSA 显示由大支架部分释放后，由双肱动脉将导丝选入双肾动脉、肠系膜上动脉，后分别置入支架，最后完全释放大支架，并接髂腿支架。手术过程：在体外大支架开窗，在大支架 8 mm 处开 6 mm 窗口，超选肠系膜上动脉；在支架 22 mm 处开 5 mm 窗口，重建右肾动脉；在支架 23 mm 处开 5 mm 窗口，重建左肾动脉；右股动脉入路，放 Medtronic 支架 2513145，大支架部分释放后，经左腋动脉切开，右肱动脉穿刺，超选入双肾动脉及肠系膜上动脉，双肾动脉放覆膜支架 Viabahn 6-50，肠系膜上动脉置入雅培 6-40 裸支架；腹主动脉支架释放后，近端 AB46 球囊扩张，右接 Medtronic 161395 支架，左接 Medtronic 16-13-120 支架。术后造影示腹腔干、双肾动脉、肠系膜上动脉、双髂动脉血流通畅，无造影剂外渗，无内漏（图 23-4）。

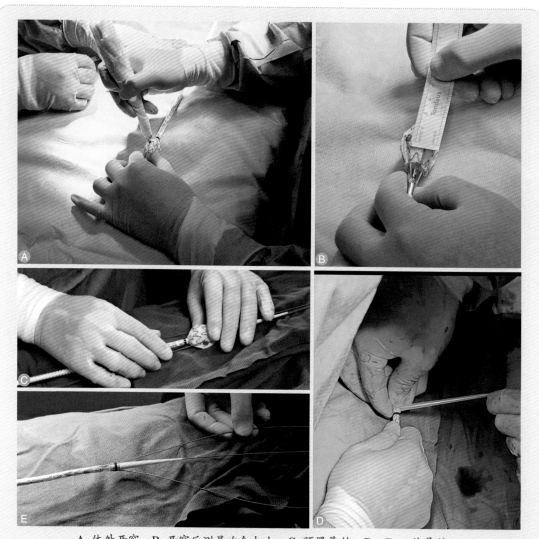

A. 体外开窗；B. 开窗后测量吻合大小；C. 预置导丝；D、E. 回收导丝。

图 23-3 手术过程

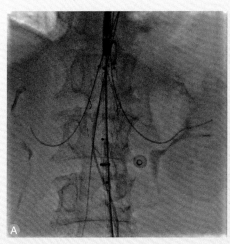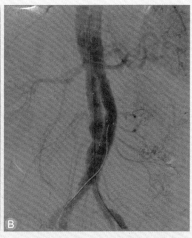

A. 术中支架置入；B. 术后造影示腹腔干、双肾动脉、肠系膜上动脉、双髂动脉血流通畅，无造影剂外渗，无内漏。

图 23-4　术中与术后造影

四、病例回顾与讨论

本例的治疗难点在于腹主动脉瘤无足够肾下锚定区，为了获得足够的近端锚定区，覆膜支架需要覆盖双肾动脉及肠系膜上动脉区域腹主动脉，并重建双肾动脉及肠系膜上动脉。

在治疗过程中应着重注意以下方面。

（1）患者选择"烟囱"技术内漏风险较大，且锚定区斑块严重，选择健康较长的锚定区尤为重要；"八爪鱼"技术难度较大，步骤多，体外缝合要求高，超选难度大；选择Medtronic 大支架，其大支架近端有 15 mm 裸区，且有倒钩，锚定较稳定，Medtronic 支架部分释放后可扭转支架方向，有利于分支动脉的超选。

（2）术前合理规划使用入路，同时术中选择合适的超选角度，术中大支架的精确定位和超选技术的熟练掌握是手术成功的关键。

病例24 PMEG三开窗EVAR治疗近肾腹主动脉瘤

撰写 徐创，审校 戴向晨

一、简要病史

患者，男性，65岁，主因"下腹部胀痛1周，检查发现腹主动脉瘤4天"入院。有高血压病史6年，规律口服药物治疗。吸烟、饮酒史40年。

二、病例特点

患者为老年男性，下腹部胀痛1周，检查发现腹主动脉瘤4天入院。查腹主动脉CTA结果示腹主动脉瘤累及双侧肾动脉水平（图24-1、图24-2），患者拒绝开放手术治疗，经测量后患者腔内治疗需将锚定区延长至肠系膜上动脉水平以上，遂行台上预开窗EVAR，对肠系膜上动脉、右肾动脉、左肾动脉行三开窗。

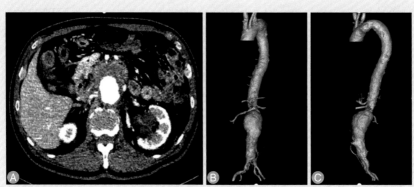

A、B、C.肾动脉水平腹主动脉瘤样扩张，累及双侧肾动脉。

图24-1 术前腹主动脉CTA

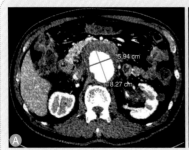 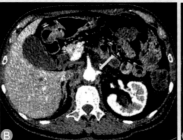 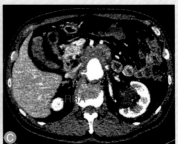

腹主动脉瘤最大直径约8.27 cm，腹主动脉瘤近端累及双侧肾动脉水平，腹主动脉瘤远端累及腹主动脉末端。SMA：肠系膜上动脉；LRA：左肾动脉；RRA：右肾动脉。

图24-2 腹主动脉横断面CTA

三、治疗过程

本例采用台上预开窗 EVAR，选用 32-16-170 Medtronic Endurant 腹主动脉覆膜支架，将覆膜支架近端锚定于肠系膜上动脉水平以上以获得足够的锚定区。同时，采用开窗技术恢复肠系膜上动脉、右肾动脉、左肾动脉血供。术后造影显示腹主动脉瘤腔内不显影，支架位置、形态满意，腔内隔绝效果满意，未见明显内漏，同时肠系膜上动脉、右肾动脉、左肾动脉血供良好，分支内支架位置、形态良好（图24-3）。

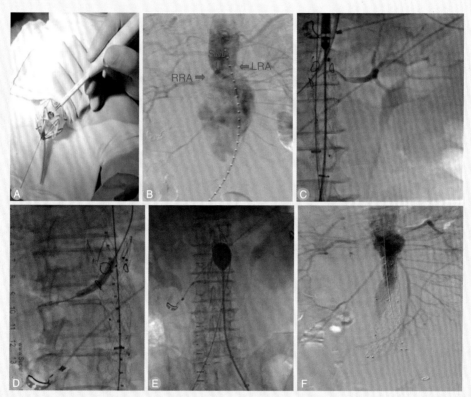

A. 根据术前计划行台上预开窗，于测量钟点位置对肠系膜上动脉、右肾动脉、左肾动脉位置开窗，并缝制标记点和束径；B. 造影证实腹主动脉瘤累及双肾动脉，近端半释放造影定位内脏分支位置；C、D. 分别超选肠系膜上动脉、右肾动脉、左肾动脉并跟进长鞘，于右肾动脉置入 6-25 Viabahn 支架，左肾动脉置入 5-25 Viabahn 支架，肠系膜上动脉置入 8-40 Smart 裸支架，远端髂支锚定于双侧髂总动脉；E.CODA 球囊行支架内后扩张；F. 术终造影示支架位置、形态满意，腔内隔绝效果满意，未见明显内漏，同时肠系膜上动脉、右肾动脉、左肾动脉血供良好，分支内支架位置、形态良好。
SMA：肠系膜上动脉；LRA：左肾动脉；RRA：右肾动脉。

图 24-3　手术过程

四、病例回顾与讨论

本例的治疗难点在于如何使用完全腔内方法重建内脏动脉以获得更多的近端锚定区，患者内脏区主动脉无明显扭曲、扩张，故可以使用台上预开窗 EVAR 重建肠系膜上动脉、右肾动脉、左肾动脉血供。同时术中要谨慎操作、精准定位，以减少内漏等并发症的发生。

在治疗过程中应着重注意以下方面。

（1）台上预开窗技术术前的精准测量是决定手术成败的关键因素，开窗时位置应选择无金属骨架区域。术中采用弹簧圈缝合于窗口边缘加固窗口并作为标记点，有助于术中超选内脏动脉，同时能够提高开窗支架的整体稳定性和减少内漏。

（2）束径半释放技术能够在内脏动脉超选过程中确保内脏分支动脉的血液供应，避免内脏区缺血事件发生，同时也让支架有一定的微调能力，避免了体外或体内转流操作，简化了手术步骤、缩短了手术时间并有效避免了相应并发症。

病例25 PMEG外分支EVAR治疗肾周腹主动脉瘤

撰写 李伟 罗玉贤，审校 毕伟

一、简要病史

患者，男，82 岁，于 1 月余前无明显诱因出现食欲缺乏，无腹痛、腹胀，无腹泻，无恶心、呕吐，未予重视，后食欲缺乏越来越严重，就诊于我院，查 CT 示腹主动脉 – 髂总动脉动脉瘤合并附壁血栓可能，建议结合 CTA 检查；门诊以"腹主动脉瘤"收入。患者自发病以来，精神睡眠可，大小便正常，体重无明显变化。既往史：高血压病史 16 年，血压最高 180/100 mmHg。

二、病例特点

患者年龄 82 岁，内脏区主动脉扩张，瘤体直径达 84.4 mm，双肾下方主动脉无正常锚定区（图 25–1）。

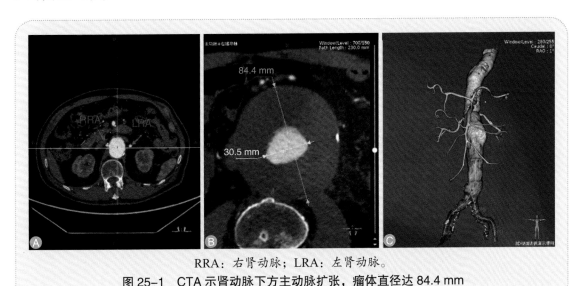

RRA：右肾动脉；LRA：左肾动脉。

图 25-1 CTA 示肾动脉下方主动脉扩张，瘤体直径达 84.4 mm

三、治疗过程

术前手术方案及支架改造见图 25-2。

手术过程：在降主动脉远端定位支架，使四分支位置与相对应的内脏分支位置合适。释放部分支架至四分支刚好打开。使用 Fustar mini 可调弯导管从肱动脉分别超选进入四分支，分别置入 8-5、8-5、7-5、7-10 覆膜支架，并行球囊扩张（图 25-3）。

患者术后造影及复查结果见图 25-4、图 25-5。

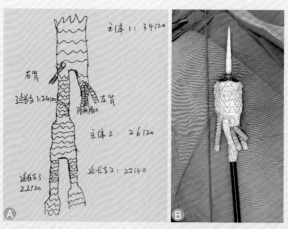

A、B. 截去部分短分支，缝制腹腔干、肠系膜上动脉、左肾动脉分支，三分支呈三角并行状；支架直筒段缝制右肾动脉分支，并回装至输送鞘。

图 25-2 术前手术方案及支架改造

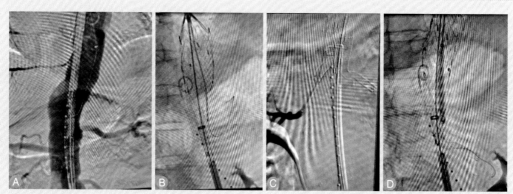

在第一个分叉型支架右侧长分支接先健 Yuranos 延长支 IE-1424-100，在远端接 XJZDF 26120，左侧接 IE-1422-140，右侧接 IE-1422-120，先健 Futhrough 大动脉覆膜支架球囊导管后扩张支架桥接部位，完成手术。

图 25-3 手术过程

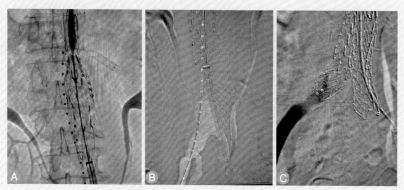

图 25-4 术后造影示内脏区四分支通畅，腹主动脉无内漏

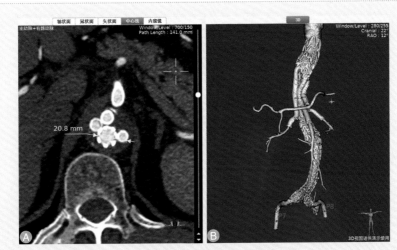

图 25-5　术后复查示瘤体缩小，支架内血流通畅

四、病例回顾与讨论

患者虽然年龄较大，但考虑到 1 月余前食欲缺乏，影响生活质量，且瘤体巨大，若不进行手术，动脉瘤随时有破口风险故行 EVER。手术历时 3.5 小时。经过 3 个月回访，患者表示饮食量明显增加，精神状态良好。

病例26 **"烟囱"技术联合倒装IBD技术治疗肾周腹主动脉瘤**

撰写 张昊 张磊，审校 陆清声

一、简要病史

患者，男性，67岁，因"检查发现腹主动脉瘤3天"入院。有高血压病史3年，血压控制尚可。经皮冠脉介入术后3年，长期口服阿司匹林肠溶片、硫酸氢氯吡格雷片。吸烟史40余年，20支/日。

二、病例特点

患者患有巨大腹主动脉瘤，瘤体最大径>10 cm，瘤腔内有大量附壁血栓，瘤体角度较大。并且瘤体累及左肾动脉，左肾动脉走行方向朝左上，钙化严重。瘤体近端距离右肾动脉较近，支架近端的锚定区不足，双侧髂、股动脉入路大量环形钙化（图26-1、图26-2）。

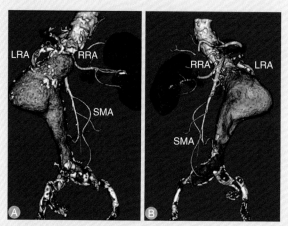

腹主动脉瘤体角度较大，累及左肾动脉，瘤体近端距离右肾动脉、左肾动脉较近，双侧髂动脉钙化严重。LRA：左肾动脉；RRA：右肾动脉；SMA：肠系膜上动脉。

图26-1 术前CTA

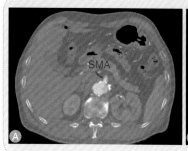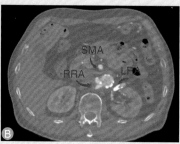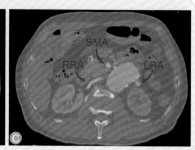

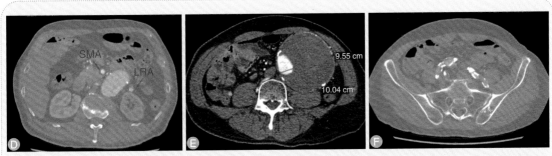

腹主动脉瘤体最大直径 10.04 cm，瘤体内大量附壁血栓，腹主动脉瘤累及左肾动脉，且左肾动脉开口走行朝向左上，腹主动脉及双侧髂动脉钙化严重。LRA：左肾动脉；RRA：右肾动脉；SMA：肠系膜上动脉。

图 26-2　术前 CTA 横断面

三、治疗过程

本例采用完全腔内微创治疗方式，利用"烟囱"技术重建肠系膜上动脉、右肾动脉，解决支架近端锚定区不足问题，髂动脉分支支架 IBD（iliac branched device）倒装释放重建左肾动脉，瘤腔内注射蛋白胶促进瘤腔血栓化，降低内漏发生率。术后造影显示双肾动脉、肠系膜上动脉显影良好，腹主动脉瘤隔绝满意，无内漏发生（图 26-3、图 26-4）。

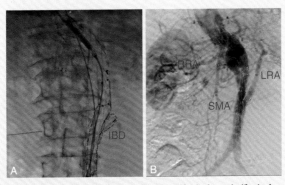

A.IBD 倒装定位释放重建左肾动脉；B. 术毕造影提示右肾动脉、左肾动脉、肠系膜上动脉均显影良好，无内漏发生。RRA：右肾动脉；LRA：左肾动脉；SMA：肠系膜上动脉。

图 26-3　术中 DSA

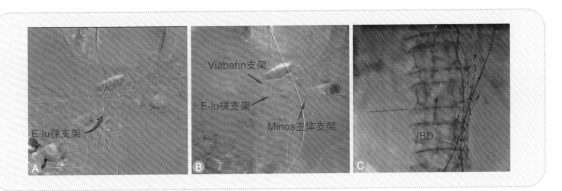

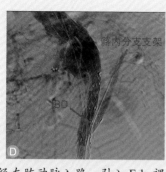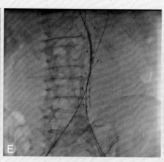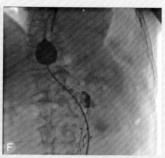

A.经左肱动脉入路，引入 E-lu 裸支架（BARD 8-60）重建肠系膜上动脉；B.超选右肾动脉引入 Viabahn（GORE 6-50）待释放，经右股总动脉入路引入 Minos 腹主动脉主体（Microport 30-140）定位后释放，再释放 Viabahn 支架；C.IBD（先健 14-14-050-140）台上释放倒装后回收入鞘，经左股总动脉入路续接左侧短腿；D.IBD 分支朝左释放，接髂内动脉分支支架（先健 8-80），Omnlink 球扩裸支架（Abbott 10-39）固定开口，加强连接，重建左肾动脉；E.Minos 腹主动脉主体分别接左右髂支；F.AB 46 球囊（Medtronic）逐段扩张后阻断近端，瘤腔注射生物蛋白胶 6 支。

图 26-4　手术过程

四、病例回顾与讨论

本例患者腹主动脉瘤具有瘤体直径巨大、瘤颈扭曲角度大、瘤体附壁血栓多、无瘤颈等治疗难点，且左肾动脉发自瘤体，开口向上，因此在隔绝巨大动脉瘤、减少内漏的同时，保证肠系膜上动脉及双肾动脉血供是本例患者治疗的要点和难点。本例患者手术的创新点在于用 IBD 倒装，巧妙地重建左肾动脉，手术取得预期满意效果。

手术有以下关键点。

患者为老年男性，既往行经皮冠脉介入术，合并多种基础疾病，开放手术难以耐受，腔内手术具有创伤小、恢复快、并发症少等优点，患者及家属要求腔内治疗，基于"烟囱"技术、瘤腔蛋白胶注射技术，以及腔内治疗器具的进步，本例患者能采用安全腔内微创方法达到治疗目的。

（1）本例患者瘤体巨大，且累及左肾动脉，瘤颈扭曲，瘤体近端距离右肾动脉近，存在近端锚定区不足问题，于是利用"烟囱"技术重建肠系膜上动脉、右肾动脉，为支架近端留有足够锚定区。且因瘤体大、累及范围较大、锚定区短等因素，存在 I 型、II 型内漏可能，故采用蛋白胶注射技术，促进瘤腔血栓化，降低内漏风险。

（2）本例患者重建左肾动脉是其难点之一，因瘤体累及左肾动脉，且左肾动脉走行朝向左上方，常规腔内治疗重建内脏分支方式主要为体内外开窗、"烟囱"技术、"潜望镜"技术等，但本例患者采用常规腔内治疗必极大地增加了内漏风险。IBD 具有一体化侧支特点，可大大降低内漏风险，该支架的侧支与髂动脉支之间夹角约 30°，将其在体外释放倒装后重新回收至输送系统，再定位释放，其倒装形成的角度恰好与左肾动脉走行契合。

病例27　内分支支架EVAR治疗近肾腹主动脉瘤

撰写　李鹏，审校　戴向晨

一、简要病史

患者，男性，73岁，主因"检查发现腹主动脉瘤1周"入院。有高血压病史30年，脑梗死病史10年，冠心病病史4年，4年前曾行冠脉支架置入术。无吸烟史、饮酒史。

二、病例特点

患者高龄，既往有冠心病、脑梗死、高血压，身体情况较差，无法承受开放手术。腹主动脉瘤近端瘤颈扭曲且为近肾腹主动脉瘤（图27-1），同时合并双侧髂总动脉瘤、双侧髂内动脉瘤，腹主动脉瘤最大直径达69 mm，左髂动脉34 mm，右髂动脉37 mm，腹主动脉瘤颈异常扭曲。动脉瘤颈锚定区不足，行腹主动脉瘤腔内隔绝术需向近端内脏区延长锚定区，以降低内漏风险。为保证手术安全和治疗效果，腔内治疗中使用商品化的预开窗腹主动脉支架，同时重建肠系膜上动脉、双肾动脉。

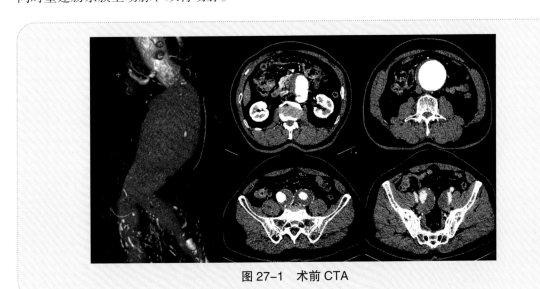

图 27-1　术前 CTA

三、治疗过程

本例经讨论计划使用 WeFlow-JAAA 腹主动脉覆膜支架系统，进行腹主动脉瘤腔内修复＋内脏动脉（肠系膜上动脉、双肾动脉）重建术＋双髂内动脉栓塞术。

手术过程及术后见图27-2 ～图27-4。

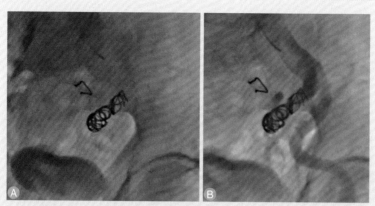

图 27-2 一期行左髂内动脉栓塞术，术中造影显示栓塞满意

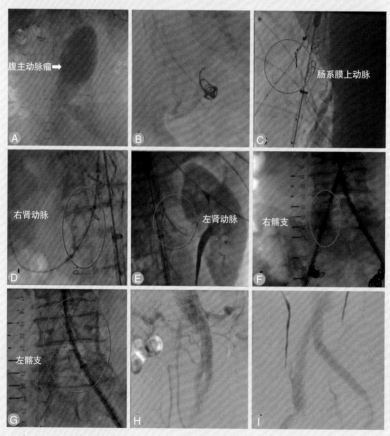

A. 术前造影显示与 CTA 测量结果一致；B. 栓塞右髂内动脉；C. 置入腹主动脉内嵌覆膜主体支架，导丝经内嵌分支选入肠系膜上动脉后置入分支支架，重建肠系膜上动脉；D. 导丝经内嵌分支选入右肾动脉后置入分支支架，重建右肾动脉；E. 导丝经内嵌分支选入左肾动脉后置入分支支架，重建左肾动脉；F、G. 沿着腹主动脉内嵌覆膜主体支架末端向下继续置入腹主动脉分叉支架和双侧髂动脉支架延长段；H、I. 复查造影显示腹主动脉、双侧髂动脉通畅，各内分支通畅，无内漏发生。

图 27-3 二期行左髂内动脉栓塞 + 腹主动脉瘤腔内修复 + 内脏动脉（肠系膜上动脉、双肾动脉）重建术 + 双侧髂内动脉栓塞术

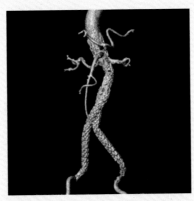

患者恢复顺利，体温等生命体征良好，术后9天观察结果显示，动脉瘤隔绝良好，无Ⅰ型和Ⅲ型内漏，分支支架通畅，分支动脉供血良好。

图 27-4　患者术后 CTA

四、病例回顾与讨论

本例的治疗难点在于采用腔内技术治疗近肾腹主动脉瘤，腹主动脉瘤颈扭曲，且合并双侧髂总动脉瘤、双侧髂内动脉瘤，手术需分期栓塞髂内动脉，为延长近端锚定区，需采用分支支架重建肠系膜上动脉、双肾动脉。

在治疗过程中应着重注意以下方面。

（1）患者高龄，既往有冠心病、脑梗死、高血压，身体情况较差，无法承受开放手术，且患者腹主动脉瘤颈扭曲，行常规腹主动脉瘤腔内隔绝术时缺乏正常的支架锚定区，容易发生支架术后内漏。常规的体外预开窗技术、"烟囱"技术增加了术后内漏的风险，本例采用 WeFlow-JAAA 腹主动脉覆膜支架系统，该支架可以通过模块化和单开槽、单开窗、双内嵌分支设计，在对腹主动脉瘤进行有效腔内隔绝的同时，保证顺利重建内脏动脉（图 27-5）。作为一款非定制支架，它不仅能够缩短患者的等候时间，而且大大减轻了患者的医疗费用负担，同时又避免了胸腹联合切口的开放手术，并降低手术风险，提高了治疗安全性，为患者提供了新的治疗方案。

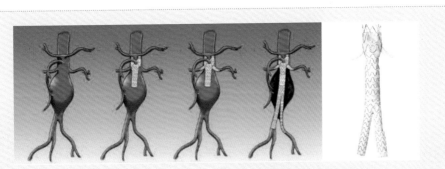

图 27-5　WeFlow-JAAA 腹主动脉覆膜支架系统示意

（2）术中通过模块化的方式超选肠系膜上动脉、双肾动脉，可以缩短手术操作时间，但术中仍需注意轻柔和精细操作，术中分支支架的直径和长度选择要适合靶血管情况，以降低术后靶血管狭窄和闭塞的风险。

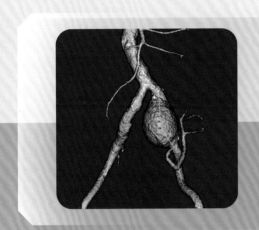

髂动脉篇

病例28 髂动脉分支支架IBD技术治疗腹主动脉瘤合并髂动脉瘤

撰写　王建民　孙云朝　张欣　牛少龙，审校　毕伟

一、简要病史

患者，男性，75岁，主因"发现腹部搏动性肿块半年"入院。有高血压病史50年，规律服用药物治疗，血压控制可。

二、病例特点

患者为老年男性，有高血压病史50年，腹主动脉、双侧髂动脉多发瘤样扩张，右髂内动脉起始部穿透性溃疡（图28-1）。

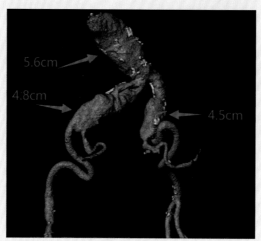

图28-1　术前CTA示腹主动脉、双侧髂动脉多发瘤样扩张，右髂内动脉起始部穿透性溃疡（箭头位置）

三、治疗过程

本例患者瘤颈足够长，双侧髂动脉受累，左髂内动脉相对较好，本例手术方案采用主动脉覆膜支架腔内隔绝术，左侧选用IBD重建髂内动脉，右侧栓塞髂内动脉，覆膜支架覆盖至髂外远端。手术过程及术后复查见图28-2、图28-3。

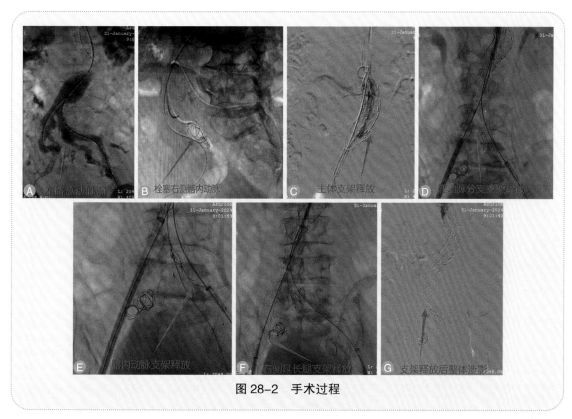

图 28-2　手术过程

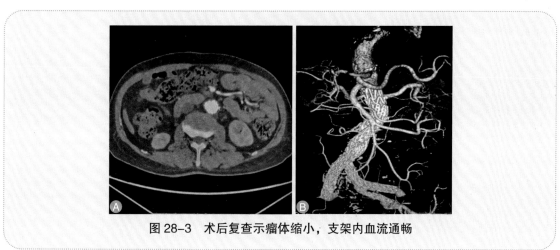

图 28-3　术后复查示瘤体缩小，支架内血流通畅

四、病例回顾与讨论

　　由于患者本人及家属重建髂内动脉意愿强烈，结合患者自身情况，采用 IBD 重建髂内动脉血管。腹主动脉瘤合并髂总动脉瘤应至少保留一侧髂内动脉。栓塞髂内动脉时应选择近端栓塞。慢性缺血和闭塞的髂内动脉不需要重建。

病例29 髂动脉分支支架IBE技术治疗腹主动脉瘤合并髂动脉瘤

撰写 王建民 孙云朝 张欣 牛少龙，审校 毕伟

一、简要病史

患者，男性，77岁，主因"发现腹部搏动性肿块3年"入院。有高血压病史10年，规律用药；高脂血症病史10年，口服阿托伐他汀钙片血脂控制尚可；甲状腺功能亢进病史20年，规律口服左甲状腺素钠片治疗，症状控制可。

二、病例特点

患者为老年男性，3年前发现腹部搏动性肿块。腹主动脉远端可见瘤样扩张，双侧髂动脉瘤样扩张。髂内动脉远端相对健康，血管动脉粥样硬化伴附壁血栓（图29-1）。

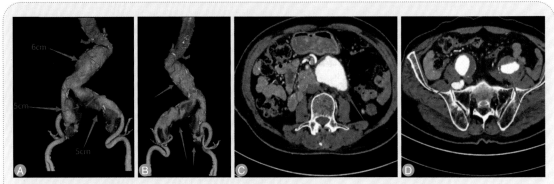

腹主动脉远端可见瘤样扩张，双侧髂动脉瘤样扩张（箭头位置）；髂内动脉远端相对健康，血管动脉粥样硬化伴附壁血栓。

图29-1 术前CTA

三、治疗过程

本例手术方案采用腹主动脉覆膜支架腔内隔绝术。结合患者意愿及其经济情况，右侧选用髂动脉分支支架IBE（iliac branch endoprosthesis）重建髂内动脉，IBE预置翻山导丝的设计只需要双股入路，规避了从上肢入路重建髂内动脉可能遇到的难以超选、支架推送困难等问题，使得手术的操作简便性和安全性得到充分保障；左侧栓塞髂内动脉，覆膜支架覆盖至髂外远端。

手术所用器械：腹主动脉覆膜支架主体RLT 281412、16F DSF导引鞘、18F DSF导引鞘、12F 45 cm DSF导引鞘、桥接支架PLC 231200、髂支PLC 141400和PLC 121400、IBE主体CEB 231210A、髂内动脉分支支架HGB 161407A、Amplatz超硬导丝。

手术过程及术后复查见图 29-2、图 29-3。

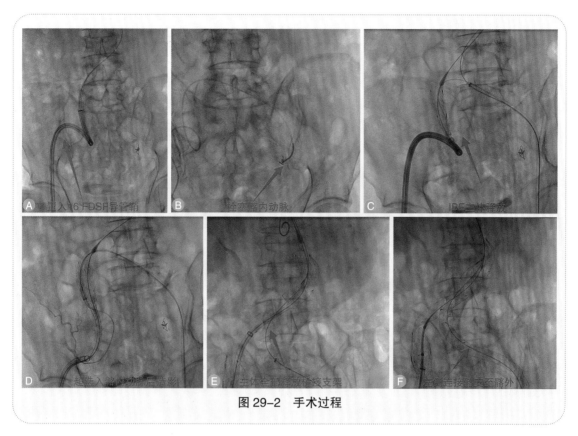

图 29-2 手术过程

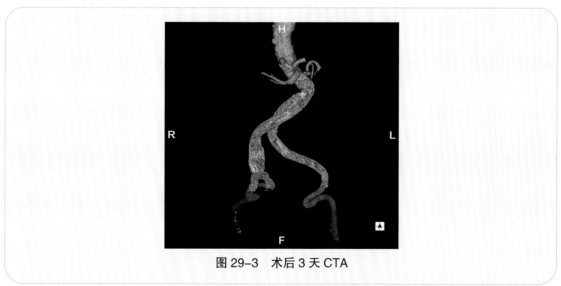

图 29-3 术后 3 天 CTA

四、病例回顾与讨论

患者本人及家属重建髂内动脉的意愿强烈，但患者病灶处的解剖复杂，充满挑战，主要治疗难点如下。

（1）近端瘤颈极度扭曲且锚定长度有限，小弯侧距离仅有 14.2 mm，双侧入路扭曲。扭曲瘤颈对支架顺应性要求极高，在与瘤颈尽量同轴的基础上还要精准定位"分毫必争"，充分利用近端锚定区杜绝 I 型内漏以提升隔绝效果。

（2）入路扭曲，器械推送困难：患者双侧入路扭曲，尤其是右侧入路，呈立体大角度折角。

（3）以何种方式重建髂内动脉，IBD？ IBE？患者整体血管路径较长，从上肢超选髂内动脉器械跟进及推送有难度，降主动脉有附壁血栓也有可能造成血栓脱落风险。

（4）本例患者采用 GORE EXCLUDER 髂动脉分支型覆膜血管内支架系统，其双侧下肢入路即可完成手术，预置的髂内导管通路配合 DSF 导引鞘支撑，可快速完成超选、隔绝、重建，适配多种髂总动脉、髂内动脉，顺应血管形态，预后良好。在术中支架主体释放过程中，在支架主体部分释放时进行上方造影定位，此时支架部分贴壁没有完全占据瘤颈空间，方便支架位置调整进一步精准锚定。DSF 导引鞘止血性强、通过性好，同时进出多根导丝、导管等器械，可保护血管，节省手术时间，优化治疗效果。

病例30 髂动脉分支支架IBE技术治疗腹主动脉瘤合并双侧髂总动脉瘤

撰写 李鹏，审校 戴向晨

一、简要病史

患者，男性，68岁，主因"检查发现腹主动脉瘤1个月"入院。有冠心病病史10年，冠脉支架置入术后10年。吸烟史50年、饮酒史50年。

二、病例特点

患者为老年男性，因检查发现腹主动脉瘤入院，CTA检查提示腹主动脉瘤合并双侧髂总动脉瘤并局部附壁血栓形成（图30-1）。患者双侧髂总动脉无正常支架锚定区，支架移植物需延伸越过髂内动脉开口，获得髂外动脉锚定区，若双侧髂内动脉栓塞，患者术后出现臀肌跛行、性功能障碍、结肠缺血的概率增加，重建单侧髂内动脉保留了盆腔供血，降低了患者术后出现上述症状的概率。

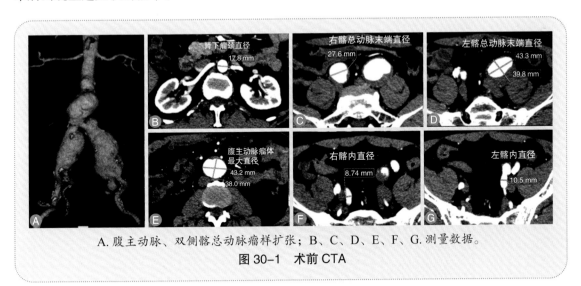

A.腹主动脉、双侧髂总动脉瘤样扩张；B、C、D、E、F、G.测量数据。

图30-1 术前CTA

三、治疗过程

本例采用左髂内动脉栓塞、腹主动脉覆膜支架腔内隔绝术、双侧髂动脉覆膜支架腔内隔绝术、右髂内动脉覆膜支架腔内隔绝术（图30-2、图30-3）。术后造影示动脉瘤消失，无内漏，双侧髂外动脉流出道通畅。

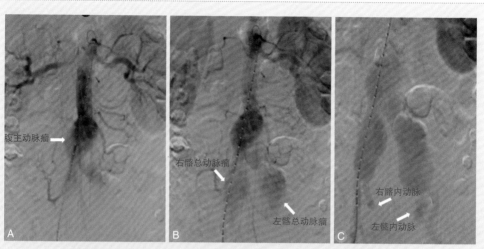

图 30-2 术中 DSA 显示腹主动脉瘤、双侧髂总动脉瘤样扩张

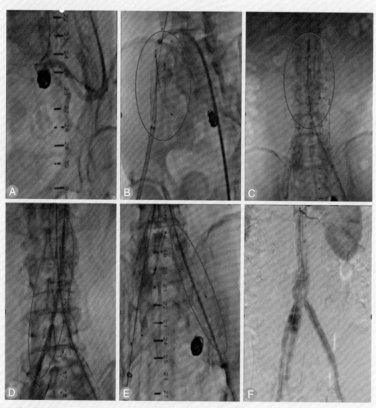

A. 左髂内动脉弹簧圈栓塞，造影显示栓塞满意；B. 右髂总动脉置入 23-12-100 GORE IBE，经左股动脉入路于右髂内动脉置入 16-10-70 覆膜支架；C. 左股动脉入路置入 26-12-180 GORE 主体支架；D. 右髂动脉置入 16-27-100 GORE 覆膜支架，连接 GORE 主体与 GORE IBE；E. 左髂支延续 16-12-100 GORE 覆膜支架；F. 造影显示动脉瘤消失，无内漏，双侧髂外动脉流出道通畅。

图 30-3 手术过程

四、病例回顾与讨论

本例的治疗难点在于具体术式的选择、髂内动脉重建方式的选择，腹主动脉分叉处角度较小，右髂内动脉重建需要经过左股动脉翻山选入。为此在治疗过程中应着重注意以下方面。

（1）患者高龄，既往有冠心病，一般情况较差，开放手术风险极高，故采用局部麻醉EVAR 治疗。患者术前 CTA 提示腹主动脉瘤合并双侧髂总动脉瘤，支架移植物需延伸越过髂内动脉开口，获得髂外动脉锚定区。双侧髂内动脉重建能够有效保留双侧髂内动脉血供，维持盆腔脏器的血供，显著降低术后盆腔缺血性并发症的发生风险，但费用高昂，患者无力承担，且手术时间长、技术难度大，故不采用双侧髂内动脉重建的术式。双侧髂内动脉栓塞费用低廉、手术时间短、技术难度低，能够快速形成栓塞，降低动脉瘤破裂风险，同时能够有效避免 Ⅱ 型内漏形成的风险。但由于其显著减少血供，术后臀肌跛行、盆腔肌肉坏死、下肢神经功能缺损、脊髓缺血、阳痿和缺血性结肠炎等并发症的发生风险显著增高，故亦不采用此种术式。综合以上考虑，选择一侧髂内动脉重建 + 一侧髂内动脉栓塞 +EVAR 方式。此种术式可以有效维持盆腔血供，降低臀肌跛行、性功能障碍和肠道或脊髓缺血等的并发症发生风险，同时其医疗费用适中，患者能够承受。

（2）对于髂内动脉重建，存在多种技术方案，包括"三明治"技术、反向"烟囱"技术、支架"喇叭口"技术（图 30-4），其存在闭塞、内漏的风险可能。IBE 技术使用一种特殊的分叉支架，该支架设计有两个分支：一个分支通向髂内动脉，另一个分支通向髂外动脉。髂动脉分支支架的设计符合人体解剖，顺向血流不改变血流动力学，操作安全。其与主动脉支架及靶血管的密封性较好，远期通畅率高，内漏发生的概率较小。综合以上考虑，在本例中，最终采用了 IBE 技术。

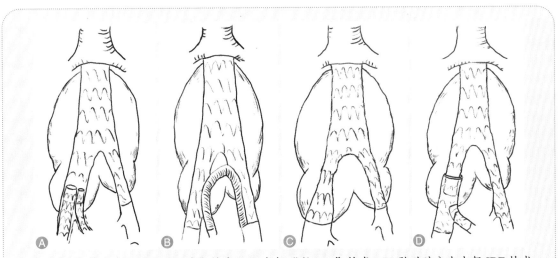

A."三明治"技术；B. 反向"烟囱"技术；C. 支架"喇叭口"技术；D. 髂动脉分支支架 IBE 技术。

图 30-4　髂内动脉重建示意

（资料来源：辛世杰，王雷，荆玉辰. 腔内治疗腹主动脉瘤髂内动脉重建方法及其评价 [J]. 中国实用外科杂志,2018,38(12):1394-1397.）

病例31 PMEG髂动脉分支支架治疗肾移植术后肾动脉吻合口近端巨大髂总动脉夹层动脉瘤

撰写 魏小龙，审校 赵志青 陆清声

一、简要病史

患者，男性，49岁，主因"肾移植术后检查发现左髂总动脉夹层动脉瘤"入院。有高血压病史6年，口服药物控制血压。2018年因肾功能不全行肾移植术，术后长期口服抗炎药、免疫抑制药物。

二、病例特点

患者为中年男性，肾移植术后定期检查发现腹主动脉溃疡、左髂总动脉夹层动脉瘤（图31-1）。右髂内动脉闭塞，左髂总动脉夹层动脉瘤较大，远、近端单纯髂总动脉无合适锚定长度，而移植肾动脉的吻合重建于左髂内动脉，所以在治疗右髂内动脉的同时，需要保护好左髂内动脉，以保留左髂内动脉维持移植肾功能，因此选择左髂动脉腔内隔绝治疗左髂总夹层动脉瘤同时应重建左髂内动脉血供。

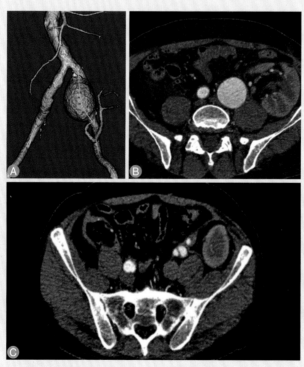

图31-1 术前CTA示左髂总动脉夹层动脉瘤、脾门部脾动脉瘤，主动脉及双侧髂动脉散在粥样硬化，右髂内动脉闭塞，左髂内动脉吻合移植肾动脉

三、治疗过程

本例采用体外开窗内分支重建技术、体外释放髂动脉分支支架进行开窗，并使用肝素涂层覆膜支架内嵌分支，弹簧圈缝于窗口标记，于左股动脉引入开窗支架，支架内超选窗口释放 Viabahn 支架于髂内动脉，以重建左髂总动脉分支。而后经右股动脉入路导入微创一体化支架，重建腹主动脉分支，短腿侧隔绝左髂总动脉夹层动脉瘤。由于一体化支架形态和左髂内动脉支架重叠不够贴合，再导入 VBX 球囊扩张覆膜支架于左髂总动脉释放，而后引入球囊对吻扩张左髂外动脉、左髂内动脉支架（图 31-2）。术后造影示腹主动脉夹层、左髂总动脉夹层动脉瘤隔绝满意，无内漏，左髂内动脉通畅，移植肾动脉显影（图 31-3）。

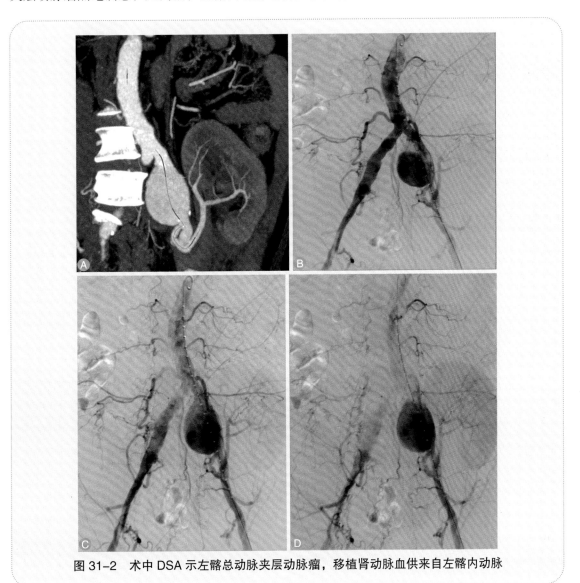

图 31-2　术中 DSA 示左髂总动脉夹层动脉瘤，移植肾动脉血供来自左髂内动脉

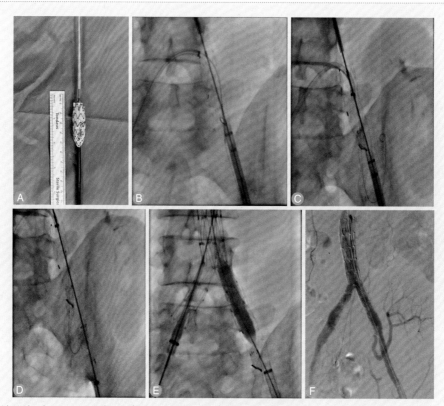

A.取微创髂支（CL 10-100）体外释放开窗，肝素涂层覆膜支架（6-50）裁剪缝合内分支；B.释放开窗支架，窗口对向左髂内动脉开口；C.左髂内动脉引入肝素涂层覆膜支架（7-50）；D.于右侧引入微创一体化腹主动脉支架（221414-0704030-2000）；E.VBX球囊扩张髂动脉支架；F.髂总动脉夹层动脉瘤隔绝完全，无内漏，血流通畅，移植肾动脉显影。

图31-3 手术过程

四、病例回顾与讨论

本例的治疗难点在于髂总动脉夹层动脉瘤累及髂内动脉，这意味着如果单纯重建髂总动脉进行腔内隔绝，支架缺乏足够的锚定区，可能导致移植肾动脉失功能。移植肾动脉吻合口位于左髂内动脉，需要保留左髂内动脉以维持移植肾功能，因此需要在左髂动脉腔内隔绝的同时重建左髂内动脉血供。而对于肾移植术后的患者，由于长期口服免疫抑制药物及本身移植后的局部排异反应，局部粘连严重，行开放手术进行修复难度极大，非首选方案。

对于该患者，其髂内动脉重建和其他髂内动脉重建意义不同，其髂内动脉重建需要考虑近期和远期髂内动脉通畅的问题，而目前IBD和IBE并不适合此患者。故采用自创的内分支技术进行血管修复，不仅解决动脉瘤问题，还可重建血管以保证肾移植的良好血供。保持细微处的精确操作，如确保吻合口的无缝对接，是避免术后并发症的关键。

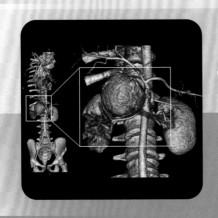

主动脉畸形及
遗传性主动
脉疾病篇

病例32 单分支支架加原位开窗技术治疗胸主动脉夹层合并迷走右锁骨下动脉

撰写 方华强，审校 周为民

一、简要病史

患者，男性，62岁，主因"冠脉支架置入术后1个月，伴活动后胸闷1周"入院。有高血压病史、左冠脉支架置入史。本次入院行冠脉造影发现"右冠状动脉主干狭窄，胸主动脉夹层?"，术中置入右冠脉支架1枚治疗，考虑到胸主动脉夹层可疑，术后完善胸腹部CTA检查，明确胸主动脉夹层。

二、病例特点

该患者右锁骨下动脉发自主动脉弓并走行于胸椎与食管之间，病变累及左锁骨下动脉及迷走右锁骨下动脉起始段（图32-1）。为完整处理病变并隔绝破口，需同时重建双侧锁骨下动脉。

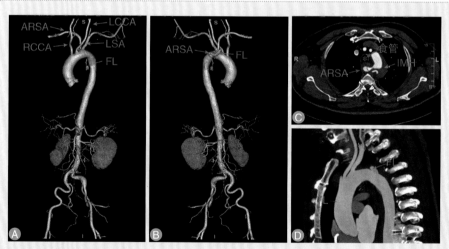

ARSA：迷走右锁骨下动脉；RCCA：右颈总动脉；LCCA：左颈总动脉；LSA：左锁骨下动脉；FL：假腔；TL：真腔；IMH：壁间血肿；*代表食管。

图32-1 术前CTA显示胸主动脉夹层，夹层累及左锁骨下动脉及迷走右锁骨下动脉起始段

三、治疗过程

本例采用全腔内手术方式，利用Castor单分支支架保留左锁骨下动脉后，原位开窗技术重建迷走右锁骨下动脉，保留弓上分支血管（图32-2、图32-3）。

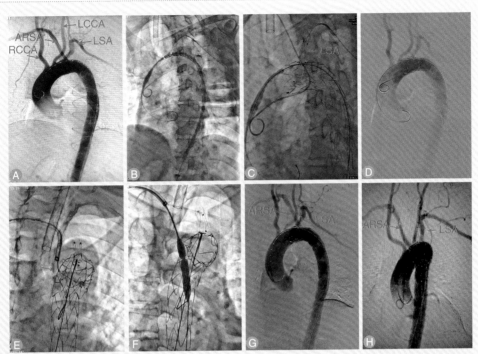

A. DSA明确主动脉夹层诊断，夹层破口位置及弓上血管位置关系；B. 测量相关数据后单分支支架（Castor微创）从右股动脉入路抵达左颈总动脉远端，分支支架由左肱动脉引出；C. 再次确认位置后释放单分支支架；D. 单分支支架释放准确，主体支架及左锁骨下动脉支架形态良好，迷走右锁骨下动脉被覆盖；E. 右肱动脉入路将可调弯鞘（Fustar先健）抵住主体支架，寻找良好切线位后使用穿刺针进行破膜（箭头所指）；F. 使用不同大小的球囊对破膜口进行球囊扩张；G. 左前斜位进行弓上造影，分支支架及右锁骨下动脉支架形态良好，无明显造影剂外溢；H. 正位行弓上造影，再次明确分支支架及右锁骨下动脉支架形态良好，无明显造影剂外溢。RCCA：右颈总动脉；ARSA：迷走右锁骨下动脉；LCCA：左颈总动脉；LSA：左锁骨下动脉。

图32-2 手术过程

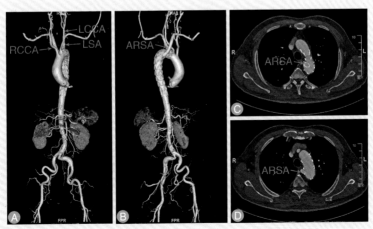

RCCA：右颈总动脉；LCCA：左颈总动脉；LSA：左锁骨下动脉；ARSA：迷走右锁骨下动脉。

图32-3 术后一年半随访情况：Castor分支支架及右锁骨下动脉支架形态良好，无明显造影剂外溢

四、病例回顾与讨论

本例的治疗难点在于夹层近端累及弓部，且弓上血管解剖变异，迷走右锁骨下动脉从主动脉弓发出，位于左锁骨下动脉的远端，为了隔绝夹层近端破口，需将覆膜支架覆盖左锁骨下动脉及迷走右锁骨下动脉以获得足够长的锚定区，将覆膜支架近端锚定于左颈总动脉开口远端。

在此过程中应着重注意以下方面。

（1）本例患者胸主动脉夹层破口累及左锁骨下动脉及迷走右锁骨下动脉，手术方式选择上有开放手术治疗、全腔内治疗以及杂交手术治疗，手术目的在于隔绝夹层破口的同时确保弓上血管血流通畅，保留双侧锁骨下动脉。全腔内治疗需重建左锁骨下动脉及迷走右锁骨下动脉，需使用原位开窗技术 / 体外预开窗技术。预开窗内漏风险较大，在两种方式均可的条件下优先选择原位开窗。杂交手术需将左锁骨下动脉及迷走右锁骨下动脉进行移位，较为简单的方式是进行颈动脉 – 锁骨下动脉搭桥，但血流动力学发生了改变，远期可能对颈动脉血流量产生影响。患者基础疾病较多，尤其是近一个月内发生 2 次心肌梗死，左、右冠状动脉均置入冠脉支架，心功能较差。因此选择创伤较小的全腔内治疗，为简化手术流程，采用单分支支架重建左锁骨下动脉后原位开窗重建迷走右锁骨下动脉。

（2）迷走右锁骨下动脉是一种比较少见的主动脉弓部血管解剖变异，文献报道发生率为 0.48%，主动脉夹层合并迷走右锁骨下动脉在治疗方式选择上存在一定困难。李建荣等在 2018 年总结了 17 例胸主动脉夹层合并迷走右锁骨下动脉患者治疗经验，得出 B 型主动脉夹层合并迷走右锁骨下动脉选择术中支架 / 胸主动脉支架腔内治疗均是安全有效的。Castor 分支型支架是全球首款通过微创治疗同时实现腔内修复主动脉和弓上分支动脉的覆膜支架。支架主体和分支缝合为一体并一次导入和释放，创造性地解决了一体式分支支架的导入和定位难题，在安全、便捷地重建左锁骨下动脉的同时，避免"烟囱"技术的 Gutter 内漏及开窗技术在长期稳定性方面的风险。其独有的"分支一体化"结构能够适应各种弓部解剖，有效减少手术创伤，降低手术风险。现有不少研究使用 Castor 支架联合原位开窗技术对累及弓上分支的主动脉夹层进行扩展，取得了不错的疗效，同时简化了手术过程。

参考文献

[1] TSUTSUMI M, UENO Y, KAZEKAWA K, et al. Aberrant right subclavian artery-three case reports [J].Neurol Med Chir, 2002, 42(9): 396-398.

[2] 李建荣, 郑军, 许尚栋, 等. 合并迷走右锁骨下动脉的 B 型主动脉夹层的治疗体验 [J]. 心肺血管病杂志, 2018, 37(9): 843-846.

[3] 龚勇泉, 卢天成, 农巍, 等. Castor 分支支架联合原位开窗技术治疗主动脉弓部疾病的近期疗效观察 [J]. 中华血管外科杂志, 2023, 8(4): 373-376.

病例33 杂交手术治疗主动脉夹层合并单发左椎动脉、迷走右锁骨下动脉

撰写 潘红瑞，审校 戴向晨

一、简要病史

患者，男性，57岁，主因"突发胸背部疼痛12小时"入院。有高血压病史3年，未规律口服药物治疗。吸烟20年，饮酒30年。

二、病例特点

患者为中老年男性，突发胸背部疼痛12小时，弓上分支解剖异常，迷走右锁骨下动脉，单发左椎动脉为优势椎动脉（图33-1、图33-2）。夹层近端破口紧贴左锁骨下动脉，支架近端锚定区不足，在延长锚定区的同时需保留左锁骨下动脉、左椎动脉及右锁骨下动脉血供。

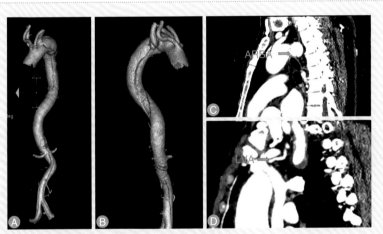

ARSA：迷走右锁骨下动脉；LVA：左椎动脉。

图33-1 术前CTA示主动脉弓、降主动脉、腹主动脉可见双腔影，迷走右锁骨下动脉，单发左椎动脉

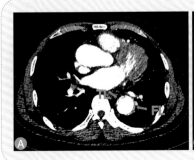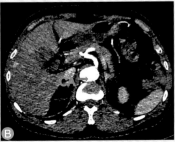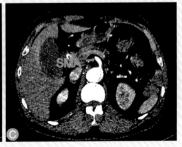

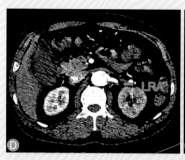
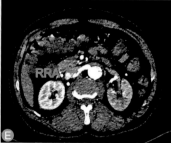
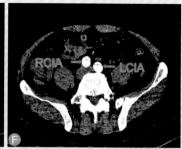

TL：真腔；FL：假腔；CA：腹腔干；SMA：肠系膜上动脉；LRA：左肾动脉；RRA：右肾动脉；
RCIA：右髂总动脉；LCIA：左髂总动脉。

图 33-2　横断面 CTA 示夹层远端累及双侧髂动脉，腹腔干、肠系膜上动脉、左肾动脉真腔供血，
右肾动脉真、假腔供血

三、治疗过程

本例采用杂交手术方式，覆膜支架腔内隔绝夹层近端破口，支架近端位于左颈总动脉远端以获得足够的锚定区。同时，采用右颈总动脉-右锁骨下动脉人工血管搭桥，左颈总动脉-左锁骨下动脉转位，左颈总动脉-左椎动脉转位恢复迷走右锁骨下动脉、左锁骨下动脉、左椎动脉血供（图 33-3）。术后造影显示主动脉夹层消失，原发破口封堵满意，真腔变大。右锁骨下动脉近端未显影，远端经桥血管显影通畅，右椎动脉显影。左颈总动脉、左锁骨下动脉、左椎动脉显影通畅。内脏动脉显影通畅（图 33-4）。

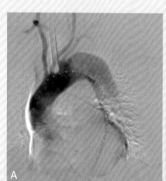
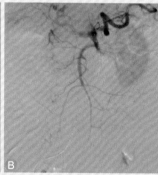
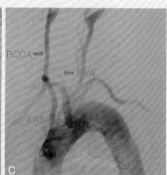
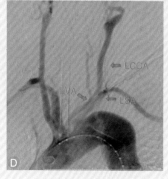

主动脉夹层（B 型），夹层近端破口紧邻左锁骨下动脉。右锁骨下动脉、左椎动脉发自主动脉弓。腹腔干、肠系膜上动脉显影；腹主动脉远端真腔纤细，未见显影；双肾动脉未见显影。RCCA：右颈总动脉；ARSA：迷走右锁骨下动脉；RVA：右椎动脉；LVA：左椎动脉；LCCA：左颈总动脉；LSA：左锁骨下动脉。

图 33-3　术中 DSA

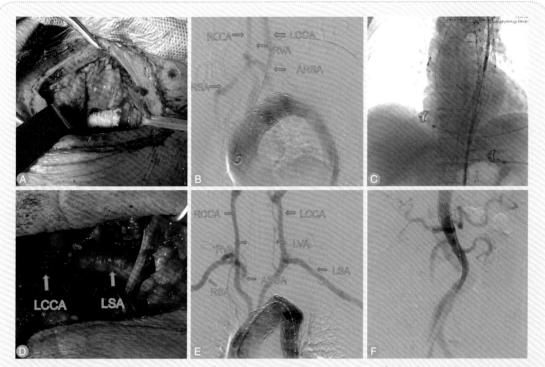

A. 右颈总动脉－右锁骨下动脉人工血管搭桥；B. 释放唯强 38-32-180 覆膜支架，支架近端位于左颈总动脉远端，血管造影示迷走右锁骨下动脉近端未见显影，右锁骨下动脉远端经桥血管显影，左锁骨下动脉、左椎动脉未见显影；C. 支架远端依次桥接唯强 40-34-180 覆膜支架、唯强 34-34-120 裸支架；D. 左颈总动脉－左椎动脉转流、左颈总动脉－左锁骨下动脉转位；E. 左锁骨下动脉、左椎动脉显影通畅；F. 腹主动脉远端真腔扩大，内脏动脉显影通畅。RCCA：右颈总动脉；ARSA：迷走右锁骨下动脉；RVA：右椎动脉；RSA：右锁骨下动脉；LCCA：左颈总动脉；LVA：左椎动脉；LSA：左锁骨下动脉。

图 33-4　手术过程

四、病例回顾与讨论

　　本例的治疗难点在于夹层近端累及主动脉弓部，且弓上分支解剖变异，包括迷走右锁骨下动脉及单发左椎动脉。为了获得足够的近端锚定区，覆膜支架需要覆盖左锁骨下动脉、迷走右锁骨下动脉及左椎动脉三支弓上动脉，将覆膜支架近端锚定至左颈总动脉开口远侧主动脉。

　　在治疗过程中应着重注意以下方面。

　　（1）患者相对年轻，且左椎动脉为优势椎动脉手术方案，故选择重建左锁骨下动脉、迷走右锁骨下动脉、左椎动脉，以获得更好的弓上血供。在重建方式上，因左椎动脉与左锁骨下动脉距离较近，采用预开窗或者分支 TEVAR 存在较大困难：分成 2 个开窗或者分支的支架定位难度较大，统一成一个开窗则容易出现内漏。原位开窗重建单发左椎动脉的入路则存在问题。其次，因迷走右锁骨下动脉为变异的动脉，横跨食管，置入支架后可能会造成食管受压，影响患者进食。此外，考虑手术费用问题，腔内重建需多个支架组合，而开放手术重建的耗材成本较低。综上，决定采用开放手术重建左锁骨下动脉、迷走右锁骨下动脉、左椎动脉，TEVAR隔绝主动脉夹层破口。由于迷走右锁骨下动脉距离右颈总动脉距离较远，自体血管长度不足，因此采用人工血管搭桥，而左锁骨下动脉、左椎动脉则采用自体动脉转位的方式。

（2）患者术前主动脉真腔严重狭窄，胸主动脉支架释放后，降主动脉远端真腔改善不明显，需要置入支架恢复真腔以保证内脏动脉及双下肢血运。而过长的覆膜支架有造成脊髓缺血甚至截瘫的可能。本例在覆膜支架远端至内脏动脉区近端置入主动脉裸支架，目标是在扩张主动脉夹层真腔的同时改善内脏动脉及下肢动脉的血供且不影响肋间动脉血供，在一定程度上可降低截瘫的风险。

病例34 双主支架原位开窗技术治疗双主动脉弓畸形并发夹层

撰写 赵文鹏，审校 周为民

一、简要病史

患者，男性，57岁，因"突发胸腹部疼痛15小时"入院。有高血压病史10年，未规律服用降压药，血压控制不详。

二、病例特点

患者为中年男性，无明显诱因出现胸背部疼痛不适，呈撕裂样疼痛，休息后不缓解，无大汗淋漓，无头晕、恶心等其他不适，由急诊转入院。急诊CTA示主动脉弓解剖结构特殊，双主动脉弓畸形合并B型主动脉夹层，左颈总动脉、左锁骨下动脉发自前弓，右颈总动脉、右锁骨下动脉发自后弓（图34-1）。破口位于降主动脉、夹层累及迷走右锁骨下动脉，右颈总动脉、弓降部胸椎 T_9 段多个破口。

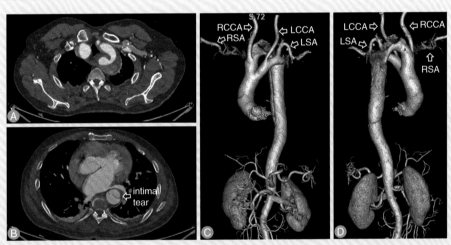

主动脉双弓变异，可见双腔影，远端闭合，其前弓发出左颈总动脉及左锁骨下动脉，后弓发出右锁骨下动脉及右颈总动脉。主动脉弓及降主动脉管腔内见撕裂内膜片影，累及右锁骨下动脉，真腔小，假腔大。RCCA：右颈总动脉；RSA：右锁骨下动脉；LCCA：左颈总动脉；LSA：左锁骨下动脉；intimal tear：夹层破口。

图34-1 术前CTA

三、治疗过程

本例采用平行支架技术，双主动脉弓各置入一枚主动脉支架，远端平行交会于降主动脉支架内，在不影响原有解剖结构的基础上完成主动脉夹层的隔绝。

手术过程：手术在全身麻醉下进行，穿刺双侧股动脉成功后，分别预置 2 把 ProGlide 血管缝合器，导入 14F 血管鞘备用。穿刺左肱动脉成功后留置 5F 血管鞘。取右肘上做一纵向约 5 cm 的切口，解剖右肱动脉，见肱动脉搏动良好，prolene 5-0 线荷包缝合，穿刺置 8F 血管鞘。取右胸锁乳突肌前沿长约 10 cm，解剖右颈总动脉，prolene 5-0 线荷包缝合，穿刺置 10F 血管鞘。经右股动脉鞘置入泥鳅导丝及标记导管经后弓送入升主动脉内，高压造影见胸主动脉双弓畸形，右颈总动脉及右锁骨下动脉依次发出于后弓，左颈总动脉及左锁骨下动脉发自于前弓，主动脉 B 型夹层形成，内膜破口位于降主动脉内（图 34-2A）。考虑造影与术前诊断相符，测量相关数据后，置入 Lunderquist 超硬导丝，导入 AnkuraXJZDZ30200，将支架紧贴双弓分叉远端准确释放，支架置入顺利，展开满意。经左股动脉导入导丝，通过覆膜支架腔内经前弓到达升主动脉，交换 Lunderquist 超硬导丝，经右股动脉导入 AnkuraXJZDZ30160 大动脉覆膜支架系统，将支架紧贴后弓右颈总动脉前缘，精准释放（图 34-2B）。经右颈总动脉鞘使用肝穿刺针穿刺破膜，手推造影确认破膜顺利，依次导入 4 mm、8 mm 球囊扩张穿刺孔后，置入 10-40 裸支架一枚，小支架近心端稍突入胸主动脉内，位于覆膜支架近端（图 34-2C）。经左股动脉入路导入 AnkuraXJZDZ24080 大动脉覆膜支架系统，将支架紧贴于前弓左锁骨下动脉后缘释放（图 34-2D）。经右锁骨下动脉入路，导入 10F-550 Fustar 可调弯鞘，使用 Futhrough 主动脉覆膜支架破膜系统穿刺破膜（图 34-2E）。在导丝引导下，依次导入 4-40 球囊、8-40 球囊扩张破膜处，后置入 29-10 外周支架系统（Omnilink Elite），精准定位后成功释放（图 34-2E）。再次弓上造影，可见破口完全覆盖，弓上各分支动脉显影通畅，未见造影剂外溢，支架远端通畅（图 34-2F）。

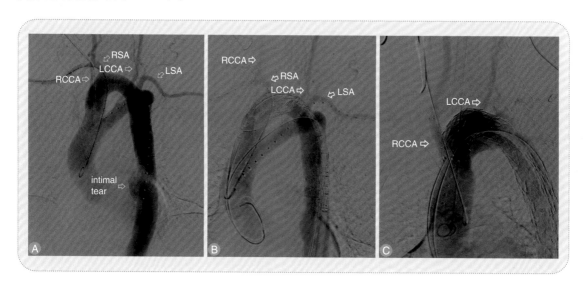

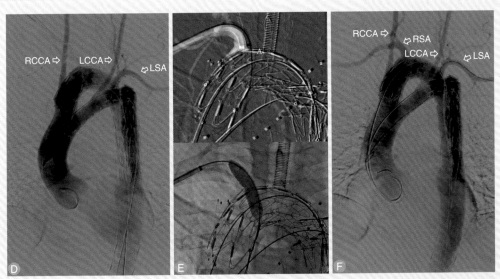

A.术中造影，可见胸主动脉双弓畸形，右颈总动脉及右锁骨下动脉依次发出于后弓，左颈总动脉及左锁骨下动脉发自于前弓，主动脉B型夹层形成，内膜破口位于降主动脉内（箭头所示为其主要分支血管及夹层破口）；B.后弓支架释放；C.右颈总动脉重建；D.前弓支架释放；E.Futhrough在Fustar可调弯鞘引导下穿刺破膜重建右锁骨下动脉；F.术后造影，可见主动脉夹层假腔消失，真腔扩大，无明显内漏。RCCA：右颈总动脉；RSA：右锁骨下动脉；LCCA：左颈总动脉；LSA：左锁骨下动脉；intimal tear：夹层破口。

图34-2　患者术中及术后升主动脉起始部造影

患者术后1周、6个月及2年复查CTA见图34-3。

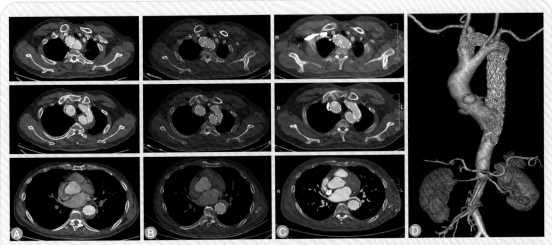

A.术后1周；B.术后6个月；C、D.术后2年。均示无内漏，支架无移位，分支支架通畅，假腔完全血栓化。

图34-3　患者术后CTA

四、病例回顾与讨论

先天性双主动脉弓是一种罕见的先天性血管环畸形，发病率占先天性心脏病的 1% ~ 2%。成人双主动脉弓的发生率尚不清楚，但据报道极为罕见，因为它往往会引起严重的呼吸道症状，从而在婴儿期或儿童期便得到早期诊断和纠正。迄今为止，只有零星病例被报道且均采用开放手术的方案。本例治疗的难点在于主动脉双弓畸形合并夹层（B 型）累及迷走右锁骨下动脉及右颈总动脉。采用全腔内治疗的方法，为了不破坏患者原本稳定的主动脉解剖结构，利用平行支架技术嵌套于降主动脉大支架内形成稳定支撑结构，同时利用原位针刺开窗技术重建后弓被覆膜支架覆盖的右颈总动脉及右锁骨下动脉两支弓上分支。

治疗此类疾病时我们着重考虑：手术方法是依据解剖形态和患者病情量身定制的。尽管主动脉夹层会危及生命，但直到主动脉夹层发生前，患者异常的血管环结构并未影响其日常生活。因此针对血管的重建和吻合会增大手术的难度，并且会大大增加脑卒中、复发性神经损伤和气道损伤的发生风险。考虑患者主动脉弓部特殊解剖结构，单一支架置入可能存在锚定不稳定、夹层逆撕等情况，故采用多支架置入重建主动脉弓部结构。同时，为避免后弓血肿压迫分支血管，使用原位双开窗技术重建右颈总动脉及右锁骨下动脉。

参考文献

[1] ZHAO W, FANG H, Xu Y, et al. Type B aortic dissection in an adult with double aortic arch[J]. Intensive Care Med, 2023, 49(7): 871-872.

[2] 马宁, 金兰中. 实用小儿心血管超声诊断 [M]. 北京: 科学技术文献出版社, 2019: 164-174.

[3] EVANS W N, ACHERMAN R J, CICCOLO M L, et al. Vascular ring diagnosis and management: notable trends over 25 years[J]. World J Pediatr Congenit Heart Surg, 2016, 7(6):717-720.

[4] TOYOKAWA K, MORIYAMA Y, UENO T, et al. Double aortic arch complicated by acute type A dissection in an aged patient[J]. Ann Thorac Surg, 2017, 104(2): e187.

[5] TSUKIOKA K, KONO T, TAKAHASHI K. A case of acute type A aortic dissection with double aortic arch[J]. Ann Vasc Dis, 2019, 12(4): 534-536.

[6] ZEIGLER S M, HIESINGER W. Successful repair of type A aortic dissection in an octogenarian with double aortic arch[J]. Ann Thorac Surg, 2019, 107(1): e19-e21.

[7] 李亮, 查云飞, 杨春英. 双主动脉弓畸形合并主动脉夹层一例 [J]. 临床放射学杂志, 2011, 30(7): 1080.

病例35　腔内治疗主动脉缩窄合并假性动脉瘤形成

撰写　赵永波，审校　毕伟

一、简要病史

患者，女性，71岁，主因发现"胸主动脉瘤"入院。有高血压病史9年，规律口服药物治疗；肝硬化1周，口服药物治疗；干燥综合征1周，口服激素类药物治疗；心脏起搏器置入术后9年；无吸烟、饮酒史。

二、病例特点

患者为老年女性，主动脉弓远端缩窄致降主动脉瘤形成（图35-1、图35-2）。由于年龄较大，一般状况较差，口服激素类药物，患者本人抗拒外科开放手术，遂放弃外科手术治疗，选择全腔内治疗，但弓降部极度扭曲，有可能为支架输送及撤出带来困难，左锁骨下动脉闭塞为近端锚定提供充足锚定区域，无须考虑左锁骨下动脉供血问题，血管钙化明显，术中需减少弓部支架移动，假性动脉瘤破口大，导丝、导管需避免进入。

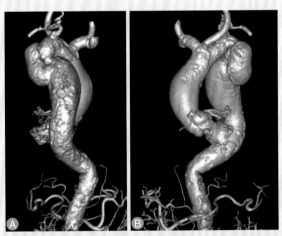

图35-1　术前CTA显示降主动脉起始部缩窄，远端真性动脉瘤形成基础上假性动脉瘤形成，主动脉弓形陡峭

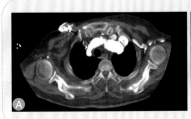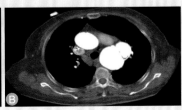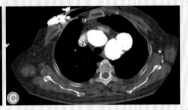

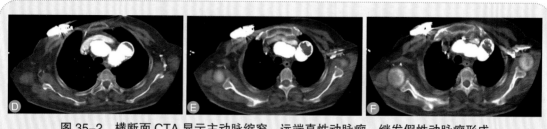

图 35-2　横断面 CTA 显示主动脉缩窄，远端真性动脉瘤，继发假性动脉瘤形成

三、治疗过程

本例采用全腔内治疗方式，覆膜支架腔内隔绝降主动脉真性动脉瘤及假性动脉瘤，支架近端位于左颈总动脉远端以获得足够的锚定区，同时患者左锁骨下动脉闭塞，无须特殊处理左锁骨下动脉，术前通过软件精确测量数据，结合术中造影，选择 Medtronic 支架（VAMF3030C200TE）跨弓，选择有研锥形支架（TNS-XZ-34-28-180-17S）续接远端，覆膜支架借助超硬导丝通过扭曲主动脉弓时阻力大，通过后支架本身弯曲严重，释放后输送系统撤出时头端被覆膜支架金属骨架阻挡，反复尝试后撤出，术后造影显示主动脉瘤消失，左锁骨下动脉经椎动脉供血显影良好（图 35-3）。

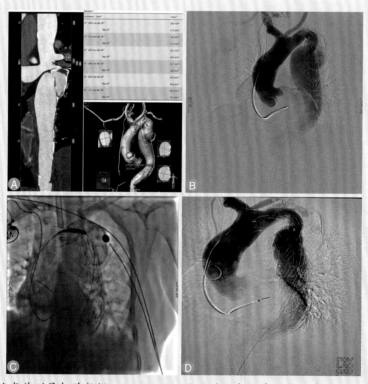

A. 应用软件系统术前测量相关数据；B.DSA 显示主动脉弓部缩窄，远端真性动脉瘤形成合并假性动脉瘤形成，锁骨下动脉未显影；C. 支架释放后，撤出时头端被覆膜支架金属骨架阻挡导致撤出困难；D. 撤出输送系统后支架形态良好。

图 35-3　手术过程

四、病例回顾与讨论

本例的治疗难点在于覆膜支架通过极度扭曲的弓降部困难，撤出时头端被覆膜支架金属骨架阻挡，撤出困难。

在治疗过程中应着重注意以下方面。

（1）术前仔细研读影像资料，充分预估手术难点，并备好解决方案。本例中患者主动脉弓降部扭曲，遂选择柔顺性较好的支架系统，进入时跨弓困难，支架难以准确到位，考虑是输送系统外鞘顺应性不够，预释放两枚支架，边释放边前进输送系统，顺利到位，这需要充分理解支架输送系统的原理。释放后输送系统不出所料，撤出困难，我们准备了牵张导丝技术器械、球囊辅助回撤支架等方案，反复尝试未果后甚至行开胸引导准备，通过反复前进和后退并调整超硬导丝的张力，同时旋转输送系统，最终顺利撤出支架。

（2）患者为老年女性，平素无锁骨下动脉闭塞症状、右椎动脉优势，故未行锁骨下动脉重建。

（3）患者术前主动脉瘤较长且主动脉弓降部扭曲，覆膜支架需弯曲隔绝动脉瘤且远端需放至降主动脉平滑处，而过长的覆膜支架有造成脊髓缺血甚至截瘫的可能。本例在第一枚覆膜支架远端置入第二枚支架时，保证远端锚定区的同时尽量减少覆盖主动脉区域，在一定程度上降低了截瘫的风险。

病例36 马方综合征A型主动脉夹层合并胸腹主动脉夹层动脉瘤的处理

撰写 史勇斌，审校 董红霖

一、简要病史

患者，男性，36岁，因"发现腹部包块8年，伴腹胀1个月"入院。既往体健，无吸烟、饮酒史。患者瘦高体形，手指细长，腹部可触及搏动性包块。

二、病例特点

患者为中年男性，瘦长体形，行基因检查考虑马方综合征。主动脉CTA提示患者主动脉夹层（De Bakey Ⅰ型，也称为A型），夹层累及主动脉窦及冠状动脉，弓部受累，远端巨大动脉瘤（图36-1）。

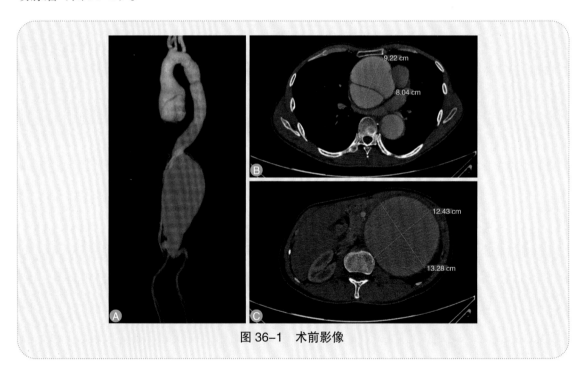

图36-1 术前影像

三、治疗过程

手术过程见图36-2。

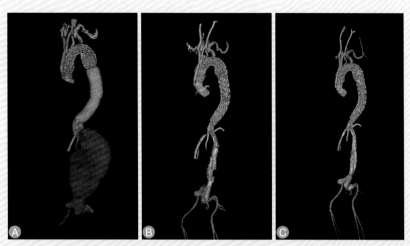

A. 一期行主动脉瓣生物瓣膜置换＋冠状动脉重建＋升主动脉人工血管置换＋弓上分支重建＋远端胸主动脉覆膜支架置入术；B. 二期行降主动脉覆膜支架、腹主动脉覆膜支架、髂动脉覆膜支架置入＋肠系膜上动脉、双肾动脉分支血管重建；C. 三期行髂动脉支架置入术。

图 36-2　手术过程

四、病例回顾与讨论

患者为中年男性，A 型主动脉夹层伴巨大假性动脉瘤，明确术前诊断尤为重要，可为长期预后及生存率提供帮助；为预防截瘫，分次行胸腹主动脉瘤的开放及腔内手术；为避免颅内缺血及脏器缺血，尽可能多地重建分支血管；为避免内漏，行内嵌分支及体外缝合分支支架，减少"烟囱"技术及"潜望镜"技术的应用。本例还需长期随访观察，期待有好的结果。

病例37　PMEG开窗EVAR治疗腹主动脉瘤合并马蹄肾

撰写　徐磊　陈林　王龙飞　王兴超　马波民，审校　吴学君

一、简要病史

患者，女性，74岁，主因"腹部搏动性肿物4年"入院。有高血压病史20余年、糖尿病病史7年。不吸烟、不饮酒。

二、病例特点

患者为老年女性，腹部搏动性肿物4年，近期行CTA检查确诊腹主动脉瘤，同期发现为先天性马蹄肾。马蹄肾位于腹主动脉瘤前方，根据Eisendrath分型属于Ⅱ型马蹄肾。马蹄肾由左、右肾动脉及发自瘤体上的峡部动脉供血（图37-1、图37-2）。术中需保留左、右肾动脉及肾峡部供血动脉。

三、治疗过程

本例采用EVAR方式，腹主动脉支架主体预开窗重建肾峡部动脉，支架于左肾动脉（低位肾动脉）下方锚定，双侧髂分支接髂分支支架至双侧髂总动脉，保留双侧髂内动脉，经左肱动脉超选入预开窗及肾峡部动脉，利用Viabahn覆膜支架和VBX球囊扩张覆膜支架重建动脉血运。术后造影显示腹主动脉支架锚定位置准确，双肾动脉及峡部动脉显影良好，双侧髂内动脉保留良好，无明显内漏（图37-3）。

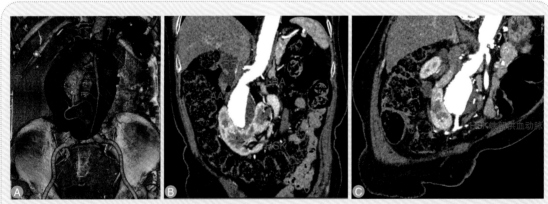

A.腹主动脉瘤合并前位马蹄肾；B.马蹄肾由5 mm右肾动脉、3 mm左肾动脉及5.5 mm肾峡部动脉供血；C.马蹄肾峡部供血动脉起自腹主动脉瘤。RRA：右肾动脉；LRA：左肾动脉；AAA：腹主动脉瘤；HSK：马蹄肾。

图37-1　术前CTA

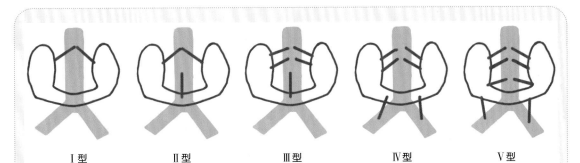

I型: 20%, 马蹄肾两侧各有一条肾动脉; II型: 30%, 马蹄肾两侧各有一条肾动脉, 并有一条源自主动脉的峡支; III型: 15%, 马蹄肾两侧各有两条肾动脉, 并有一条源自主动脉的峡支; IV型: 15%, 马蹄肾两侧各有两条肾动脉, 另有一条或多条源自髂动脉的峡支; V型: 20%, 多根肾动脉起源于主动脉, 肠系膜动脉和髂动脉。

图 37-2 Eisendrath 分型, 1925 年 Eisendrath 根据马蹄肾血管分布制定的分型

(资料来源: Georgios Sachsamanis, Nektarios Charisis, Konstantinos Maltezos, et al. Management and therapeutic options for abdominal aortic aneurysm coexistent with horseshoe kidney[J]. J Vasc Surg 2019 Apr; 69(4): 1257-1267.)

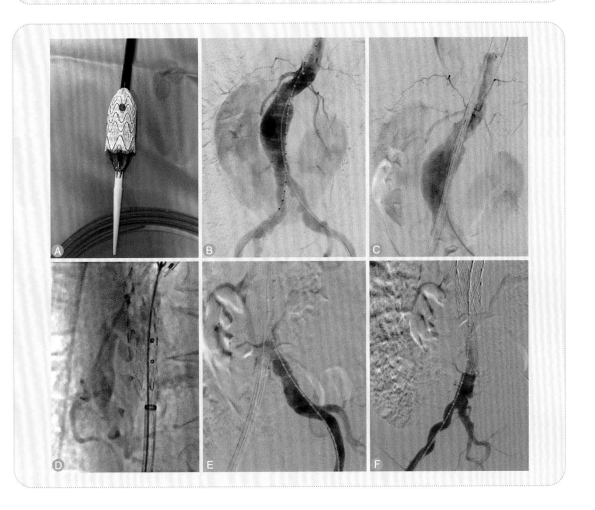

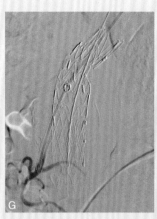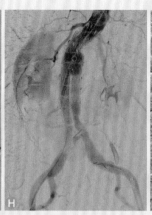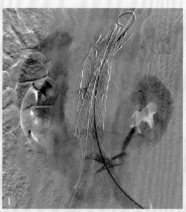

A. 释放腹主动脉支架部分主体后于术前规划位置预开 5 mm 小窗并环缝弹簧圈标记；B. 腹主动脉瘤术前基线造影；C. 改制后的支架送入体内，达左肾动脉下方水平释放；D. 释放出短腿后经上肢入路选入预开窗内并超选入马蹄肾峡部动脉，预留鞘管；E、F. 双侧髂动脉造影测量，选择双侧髂支架并于髂总动脉释放；G. 于马蹄肾峡部动脉至预开窗间释放 Viabahn 和 VBX 球囊扩张覆膜支架桥接，重建马蹄肾峡部动脉；H. 术后造影显示腹主动脉瘤体被完全隔绝，双肾动脉及肾峡部动脉显影良好，双髂内动脉显影良好，无明显内漏；I. 延迟显影马蹄肾实质显影良好。

图 37-3 手术过程

四、病例回顾与讨论

腹主动脉瘤合并马蹄肾为临床罕见情况，术中需兼顾腹主动脉瘤治疗与马蹄肾功能保留两方面内容。开放手术治疗多用于腹主动脉瘤破裂出血需快速止血或者解剖条件不适合 EAVR 的患者，对于适合行 EVAR 的患者，EVAR 已成为此类患者的首选治疗方法。因为马蹄肾供血动脉存在先天变异，发出位置、粗细各不相同，所以手术方案设计需要个体化，才能最终实现完全隔绝腹主动脉瘤和保留马蹄肾正常血供、减少肾功能不全发生的目的。

在治疗过程中应着重注意以下方面。

（1）患者为老年女性，既往基础疾病多，先天性马蹄肾，手术前后注意水化及肾功能保护。术前根据 CTA 影像精心设计手术方案，结合手术时长、费用、应急预案，斟酌后选择了开窗支架技术重建粗大的肾峡部动脉方案，保留马蹄肾峡部血运，最大限度避免术后肾功能下降。

（2）术中操作精细，精准定位主动脉支架释放位置，保留较细的左肾动脉及正常的右肾动脉，支架释放完毕后大球囊贴附，避免支架Ⅰ型内漏。术后于开窗支架处多角度造影明确无Ⅲ型内漏。

（3）马蹄肾峡部动脉开口于动脉瘤，原则上缝制分支更合适，但考虑在导管室而不是复合手术室，不具备无菌环境、灯光等条件，故进行单纯开窗。考虑解剖特点，可最后重建马蹄肾峡部动脉，重建后于开窗支架处多角度造影以明确无Ⅲ型内漏。

病例38 弹簧圈加封堵器治疗副肾动脉瘤破裂

撰写 孔祥骞，审校 吴学君

一、简要病史

患儿，男性，15岁，因"左肩部、腰背部疼痛伴胸闷喘憋16小时余"入院，入院时表现为意识丧失、肢体抽搐。患儿无既往史，无不良嗜好，无家族病史。增强CT提示动脉瘤合并破裂可能，腹膜后－后纵隔血肿，左侧胸腔积液／积血；腹主动脉管腔较窄、右肾局部灌注减低（图38-1）；左肺膨胀不全、纵隔右偏；肝右叶强化结节，血管瘤可能。

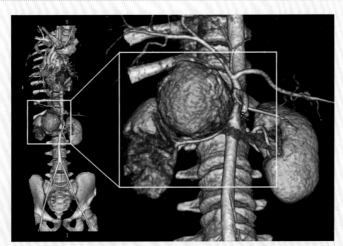

图38-1 腹主动脉右肾动脉上方巨大动脉瘤，右肾局部灌注减低

二、病例特点

患儿15岁，右肾动脉上方腹主动脉旁病变，邻近内脏区，表现为失血性休克，大量的胸腔积液／积血，左肺体积严重缩小，腹主动脉右肾动脉上方巨大动脉瘤，右肾下极部分梗死，白细胞计数明显升高（36.23×10^9/L），红细胞计数降低（3.27×10^{12}/L），双侧股动脉入路较细。

接诊后需明确：腹主动脉假性动脉瘤的原因是什么？左侧胸腔积液的原因是什么？胸主动脉破裂？有没有外伤？腹腔怎么没有血？如何治疗？

考虑通过多平面重建找到瘤体破口，与腹主动脉相连，瘤体可见钙化（图38-2）。

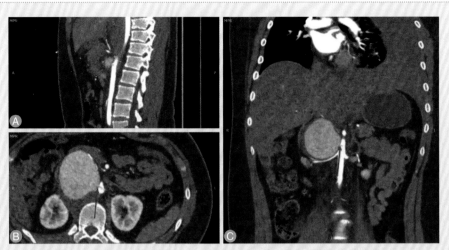

图 38-2　多平面重建找到动脉瘤与腹主动脉交通的破口（箭头所示）

诊断：副肾动脉瘤合并破裂；左侧胸腔积液 / 积血；腹膜后 - 后纵隔血肿；失血性休克；右肾梗死；代谢性酸中毒；应激性高血糖；肝血管瘤。

三、治疗过程

局部麻醉下行副肾动脉瘤栓塞术 + 副肾动脉瘤破口封堵术。应用弹簧圈栓塞副肾动脉瘤腔后应用室间隔缺损封堵器封堵动脉瘤破口，术后多角度造影示封堵器位置良好，腹主动脉及内脏动脉管腔通畅，未见造影剂外溢，未见瘤腔显影，封堵效果良好（图 38-3）。

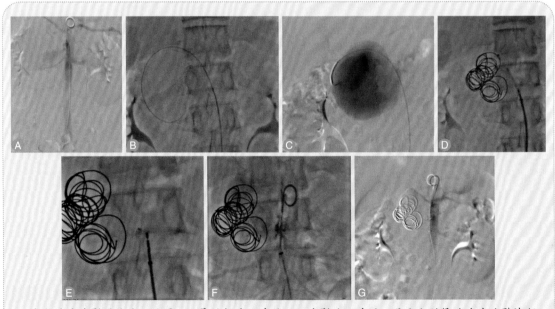

A. 腹主动脉造影明确破口位置；B. 导丝超选入瘤腔；C. 造影确认瘤腔，明确右副肾动脉瘤破裂诊断，瘤体约 6 cm×6 cm，呈圆形；D. 弹簧圈 4 枚进行瘤腔栓塞；E. 送入封堵器，释放精准；F. 造影即刻内漏；G.10 分钟后内漏显著减轻。

图 38-3　手术过程

　　术后患儿血压回升且平稳，血氧饱和度 97% ~ 99%，但呼吸急促，心率明显加快。超声引导下，行胸腔置管引流，引流出大量血性液体。术后 15 天，多次调整引流管的位置，均可引出少量积血，复查胸部 X 线片、CT 提示患儿肺复张差。选择行尿激酶胸腔注射，3 小时后开放引流管，引流量增多，经过再次处理，患儿肺明显复张（图 38-4、图 38-5）。

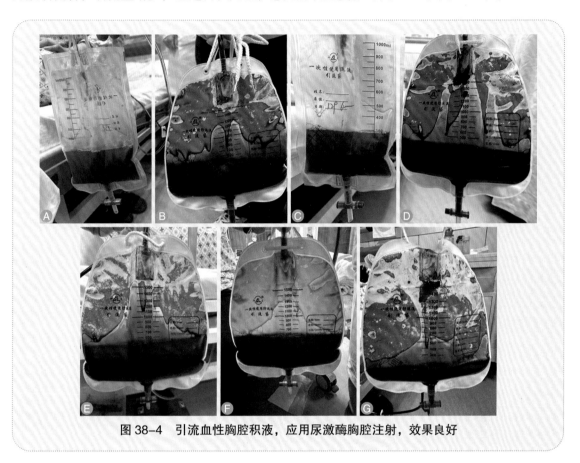

图 38-4　引流血性胸腔积液，应用尿激酶胸腔注射，效果良好

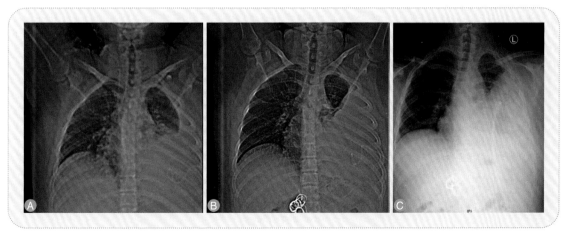

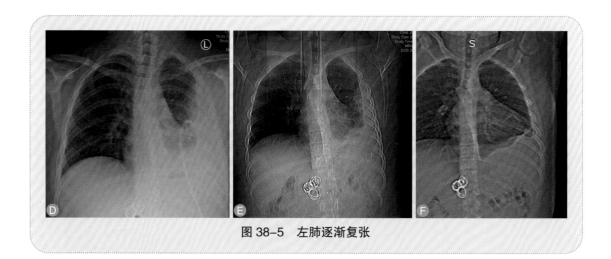

图 38-5 左肺逐渐复张

四、病例回顾与讨论

患儿出现巨大副肾动脉瘤极为少见，其动脉瘤发生的病因尚未完全明确，对于整个疾病的发生机制，可能为患儿副肾动脉瘤存在时间较长，瘤体扩张形成湍流、微血栓形成，造成远端栓塞，进而出现肾梗死，同时在动脉血流的冲击下瘤体逐渐增大且形态不规则，增大的瘤体与相邻的组织相互摩擦，产生破口，由于腹膜后的包裹加之破裂位置在瘤体后方，血液未进入腹腔，而是沿着腹膜后 – 后纵隔上行，由于呼吸时胸腔为负压，进而出现血胸，患儿体内有效循环血容量大量减少，导致失血性休克。

在本例中，术前提出并讨论多种手术方案。①单纯弹簧圈栓塞动脉瘤：指用导管将弹簧圈送至动脉瘤腔闭塞动脉瘤。优点是高效、微创、手术时间短。缺点是因瘤体体积巨大，若单纯弹簧圈栓塞，无法保证栓塞完全；栓塞后瘤体占位效应明显，可能会出现感染。②平行支架技术（"烟囱"或"潜望镜"技术）：具体术式为双肾动脉"潜望镜"技术＋肠系膜上动脉"烟囱"技术＋腹腔干栓塞术。在动脉瘤部位放置覆膜支架，并在主体支架外平行放置3枚小支架，以重建双肾动脉及肠系膜上动脉。优点是微创、主动脉瘤封堵相对彻底，支架无须提前定制，平行支架受分支动脉开口位置、方向和角度影响小，故术前测量和操作过程简单。缺点是患儿术后内漏、长期支架置入后动脉闭塞风险大，后期支架急性闭塞危险性高，脏支丢失。③开窗支架：具体术式为主动脉支架体外四开窗。在术中无菌操作台上释放支架，依据术前设计，以手术刀或电刀在支架对应主动脉上分支开口的位置进行开窗。优点是微创、保留内脏动脉、主动脉瘤封堵彻底。缺点是耗时长，经济成本高；患儿手术入路细，支架旋转等腔内操作困难；随着患儿成长发育，主动脉支架无法保证完全贴合。④开放手术：即人工血管替换主动脉病变段，"人"字形人工血管重建分支动脉。优点是视野清晰、病变去除彻底。缺点是主动脉内脏区解剖复杂，动脉瘤体压迫，瘤体周围粘连，手术显露、血流控制、血管重建困难；若去分支，一侧的肾脏可能无法保留；手术时间长、创伤大。

因患者年龄小，动脉瘤体积较大，病变性质、发生部位不明确，瘤体位置与内脏动脉关系密切，这使得复杂腔内手术及开放手术治疗面临巨大挑战，故本例选择手术方案为在弹簧圈栓塞动脉瘤的同时采用室间隔封堵器封堵主动脉破口，该方案快捷高效，既保证了动脉瘤能够被完全封堵，也避免了覆膜支架后期闭塞、内漏及遮蔽内脏动脉导致的内脏缺血等风险。

在全身麻醉下进行手术可以保证患儿较好的配合度，但患儿存在胸腔积血导致一侧肺大部分压闭，可能出现术后拔管困难；全身麻醉后可能导致术前稳定的血压剧烈波动进而加重动脉瘤的破裂出血；应用肌松药物后腹部张力消失，可能使原本被包裹的腹膜后血肿再次破裂。为避免上述事件的发生，在麻醉医生的帮助下，此次手术采用局部麻醉强化的麻醉方式，同时有创动脉监测血压，并减少镇定药物的使用。

术后给予患儿胸腔引流，15 天后患儿引流量少且肺复张差，考虑由于时间较长，发生凝固性血胸，无法充分引流。若选择开放手术去除血肿，创伤大且积血可能和肺组织粘连，强行去除易导致肺损伤。故选择行尿激酶注射治疗凝固性血胸，尿激酶能有效降解纤维蛋白，裂解纤维分隔，从而降低积液黏稠度，保证引流通畅，增加引流量，使肺得以重新张开，保护肺功能。

术前应充分评估患儿的影像学资料以便科学地制订及选择治疗方案，避免栓塞不完全，内脏缺血，支架移位、闭塞等围手术期并发症的发生。结合本例，文中采用的手术方式不失为一种微创且有效的解决方案。

病例39 腔内治疗腹主动脉瘤、双侧髂内动脉瘤合并下腔静脉瘘

撰写　王晓辉　汪洵，审校　张鸿坤

一、简要病史

患者，男性，65岁，因"发现腹主动脉瘤1年，突发腹痛2天"急诊入院。有高血压病史10余年，未规律口服药物治疗。无吸烟、酗酒史。

二、病例特点

患者为老年男性，发现腹主动脉瘤1年，未接受正规治疗，未控制高血压，突发腹痛2天。腹主动脉瘤最大直径9.8 cm，瘤颈扭曲，且呈锥形，腹主动脉–下腔静脉可见瘘口，下腔静脉显影。双侧髂总动脉瘤形成，左髂总动脉近端较右髂总动脉狭窄，双侧髂内动脉瘤形成（图39-1、图39-2）。

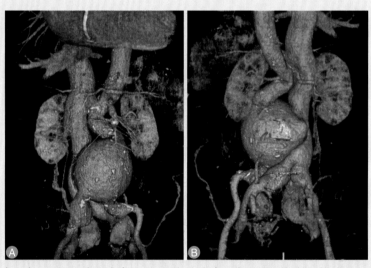

A、B.腹主动脉瘤形成，双侧髂总动脉瘤、双侧髂内动脉瘤形成，下腔静脉显影，提示下腔静脉瘘存在。肠系膜上动脉陈旧性夹层动脉瘤形成。

图39-1　术前CTA

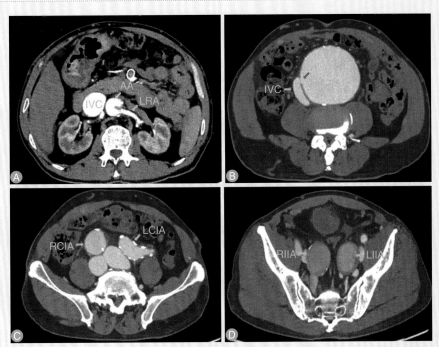

A. 腹主动脉瘤颈扭曲，贴近左肾动脉；B. 腹主动脉瘤形成，可见腹主动脉与下腔静脉瘘口（红色箭头）；C. 双侧髂总动脉瘤形成；D. 双侧髂内动脉瘤形成。AA：腹主动脉；AAA：腹主动脉瘤；IVC：下腔静脉；LRA：左肾动脉；RCIA：右髂总动脉；LCIA：左髂总动脉；RIIA：右髂内动脉；LIIA：左髂内动脉。

图 39-2　术前 CTA 横断面

三、治疗过程

本例采用分期主动脉腔内隔绝手术方式，一期处理腹主动脉瘤、腹主动脉 - 下腔静脉瘘、右髂总动脉瘤、右髂内动脉瘤，二期处理左髂总动脉瘤和左髂内动脉瘤。

一期手术中先超选右髂内动脉瘤，予以弹簧圈栓塞瘤腔。超选腹主动脉 - 下腔静脉瘘口，导丝引出右股总动脉后，预置长鞘于腹主动脉瘤腔内。定位左肾动脉水平锚定腹主动脉覆膜支架主体，腹主动脉瘤腔内预留导管后，置入左髂动脉分支覆膜支架，远端锚定于左髂总动脉。再置入右髂动脉分支覆膜支架，远端锚定于右髂外动脉，覆盖右髂内动脉。右股动脉入路通过预置的长鞘，于腹主动脉 - 下腔静脉瘘口处放置封堵器。CODA 球囊贴附各锚定区后，腹主动脉瘤腔内通过预置导管推注人纤维蛋白黏合剂，促进瘤腔封闭。最后造影提示腹主动脉、双侧肾动脉、右髂外动脉、右髂总动脉血流通畅，腹主动脉瘤、右髂内动脉瘤腔可见内漏，考虑Ⅱ型内漏可能，留待观察后二期再处理（图 39-3）。

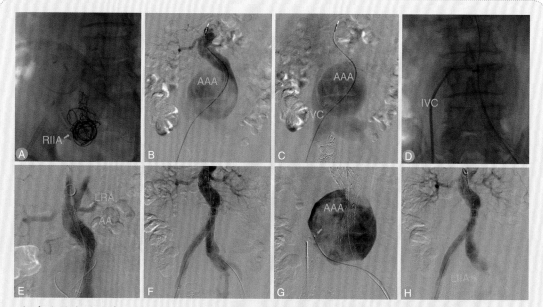

A.栓塞右髂内动脉瘤；B.腹主动脉造影，瘤颈扭曲，瘤腔巨大；C.腹主动脉－下腔静脉瘘，下腔静脉显影红色箭头提示瘘口处；D.预置长期通过瘘口；E.植入腹主动脉覆膜支架主体；F.植入双侧髂动脉覆膜支架；G.封堵器封堵瘘口（蓝色箭头处）；H.腹主动脉、双侧髂动脉血流通畅，可见内漏。RIIA：右髂内动脉；AAA：腹主动脉瘤；IVC：下腔静脉；AA：腹主动脉；LRA：左肾动脉；LIIA：左髂内动脉。

图 39-3　一期术中 DSA

患者 1 个月后复查 CTA 示腹主动脉支架内血流通畅，封堵器在位，下腔静脉未见动脉期显影，腹主动脉瘤、右髂内动脉瘤腔内漏（图 39-4）。按患者及家属要求，予以栓塞左髂内动脉瘤，左髂动脉覆膜支架植入。

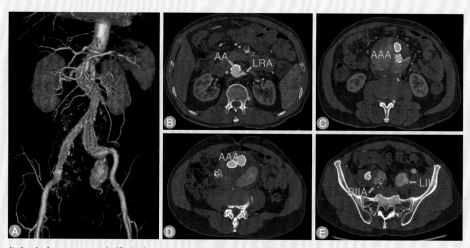

AA：腹主动脉；LRA：左肾动脉；AAA：腹主动脉瘤；RIIA：右髂内动脉；LIIA：左髂内动脉。

图 39-4　一期术后 CTA 显示腹主动脉支架内血流通畅，封堵器在位（红色箭头），下腔静脉未见动脉期显影，腹主动脉瘤、右髂内动脉瘤腔内漏

　　二期手术中造影提示腹主动脉、双侧髂动脉血流通畅，下腔静脉未见显影。腹主动脉瘤、右髂内动脉瘤Ⅱ型内漏考虑。超选左髂内动脉瘤分支，分别填塞弹簧圈栓塞流出道，并予以瘤腔内填塞弹簧圈，预置导管。左股动脉入路以穿刺针穿刺左髂动脉覆膜支架，通过支架进入腹主动脉瘤腔，于覆膜支架主体近端填塞弹簧圈。送入左髂动脉覆膜支架，远端锚定于左髂外动脉，覆盖左髂内动脉。腹主动脉瘤腔内推注人纤维蛋白黏合剂封闭瘤腔，左髂内动脉瘤腔内通过预置导管推注人纤维蛋白黏合剂封闭瘤腔。CODA球囊贴附各锚定区。造影提示腹主动脉、双侧髂动脉血流通畅，腹主动脉瘤腔内漏明显减轻（图39-5）。

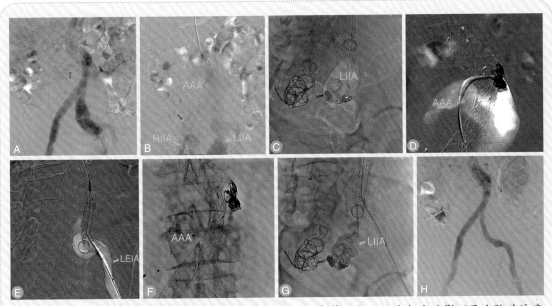

A.腹主动脉、双侧髂动脉血流通畅，可见Ⅱ型内漏（红色箭头）；B.支架内造影可见右髂动脉瘤Ⅱ型内漏（红色箭头）；C.超选左髂内动脉瘤分支，流出道及瘤腔栓塞弹簧圈；D.左髂动脉覆膜支架原位穿刺，导管进入瘤腔于近端栓塞弹簧圈；E.左髂动脉覆膜支架植入；F.腹主动脉瘤腔内预置导管推注人纤维蛋白黏合剂，封闭瘤腔；G.左髂内动脉瘤腔内推注人纤维蛋白黏合剂，封闭瘤腔；H.造影提示腹主动脉、双侧髂动脉血流通畅，腹主动脉瘤腔内漏明显减轻。AA：腹主动脉；AAA：腹主动脉瘤；RIIA：右髂内动脉；LIIA：左髂内动脉；LEIA：左髂外动脉。

图39-5　二期术中DSA

四、病例回顾与讨论

　　患者有腹主动脉瘤、双侧髂总动脉瘤及双侧髂内动脉瘤，同期解决容易导致臀肌缺血及盆底脏器缺血等情况，故选择分期处理双侧髂动脉。左髂总动脉近端相对狭窄，覆膜支架尚能锚定，故先行处理右髂动脉，二期处理左髂动脉。患者二期术后无明显臀肌缺血表现。患者合并存在腹主动脉-下腔静脉瘘，分流量大，需一期封堵瘘口，避免内漏导致的持续分流。瘘口直径9 mm，可使用封堵器。患者瘤颈扭曲且呈锥形，容易导致Ⅰ型内漏，建议覆膜支架主体直径Oversize超过30%，术中定位需精确。患者腹主动脉瘤及双侧髂内动脉瘤腔巨大，容易内漏，术中予以弹簧圈、人纤维蛋白黏合剂封闭瘤腔。但一期栓塞右髂内动脉瘤时没有超选分支流出道，导致术后出现较为明显的 II 型内漏，二期栓塞左髂内动脉瘤时超选栓塞分支流出道，未见明显内漏情况。一期术后复查发现瘤腔内漏明显，需考虑再次栓塞封闭瘤腔。二期在尝试左髂动脉支架外侧难以进入瘤腔后，使用穿刺针原位穿刺左髂动脉覆膜支架，导管进入瘤腔予以弹簧圈及人纤维蛋白黏合剂栓塞封闭瘤腔。注意推注造影剂判断瘤腔内漏范围，充分填塞。

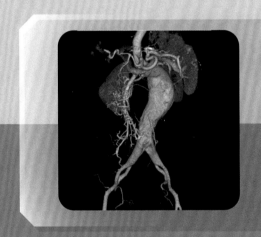

炎性主动脉
病变篇

病例40 腔内治疗感染性腹主动脉瘤并发十二指肠瘘

撰写 李晓晔 宋超，审校 陆清声

一、简要病史

患者，老年女性，主因"呕血5天"来院就诊。曾于当地医院就诊行CTA明确为腹主动脉瘤－十二指肠瘘（图40-1），当地医院予输血、禁食、抗感染等治疗。

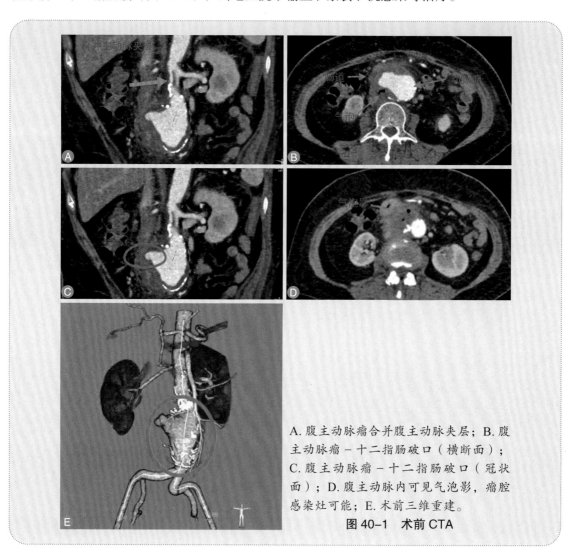

A.腹主动脉瘤合并腹主动脉夹层；B.腹主动脉瘤－十二指肠破口（横断面）；C.腹主动脉瘤－十二指肠破口（冠状面）；D.腹主动脉内可见气泡影，瘤腔感染灶可能；E.术前三维重建。

图40-1 术前CTA

二、病例特点

患者为老年女性,起病急,病情重,一般情况较差,腹主动脉-十二指肠瘘引起失血和感染,若疾病进展可发生消化道大出血及肠道菌群大量入血引发菌血症、感染性休克。根据指南要求,感染性腹主动脉瘤应采用开放手术治疗,但患者一般情况差,无法耐受开放手术治疗。在这种情况下,严格抗生素保护下的腹主动脉瘤腔内支架置入术被认为是一种可选择的替代治疗方案。

三、治疗过程

入院后进行抗休克治疗、液体复苏、镇静、镇痛等处理。急诊行腹主动脉瘤腔内修复+内脏分支动脉重建术。手术情况:造影示腹主动脉瘤,动脉瘤呈偏心性。50 mL生理盐水配500 mg万古霉素,分别浸泡各支架移植物。体外开窗重建内脏分支动脉,右肾动脉以Viabahn覆膜支架行"烟囱"重建术,左肾动脉以百多力自膨式裸支架重建,开窗支架远端限制性支架及左髂支隔绝夹层。阻断肾下动脉后通过预留导管于瘤腔内注入亚胺培南500 mg预防移植物感染,后注入人纤维蛋白黏合剂共4支(图40-2)。术后休克被纠正,大出血停止,自主意识恢复。腹软,左下腹压痛、脐周肿块搏动较术前弱,大便虽然仍为黑便,但由于患者血红蛋白维持稳定,故考虑为术前发病时消化道出血宿便,此后黑便消失。

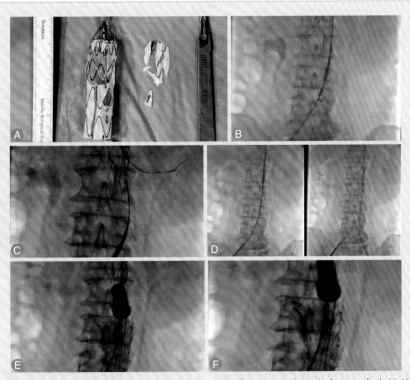

A. 开窗支架正面观;B. 右肾动脉采用"烟囱"支架重建;C. 左肾动脉采用开窗内桥接支架重建;D. 释放开窗主体支架,隔绝腹主动脉瘤及夹层;E、F. 阻断近端后于瘤腔内分别注入抗生素及蛋白胶。

图40-2 手术细节

术后CTA示分支动脉均通畅。术后贫血，输血2次后好转。术后1周感染灶仍存在，术后10天肠道破口仍未恢复。经持续抗感染、置入鼻空肠管恢复肠内营养等综合治疗，3个多月后复查CT示感染灶好转。胃镜下见肠道破口愈合（图40-3、图40-4）。

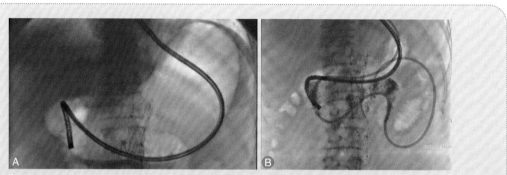

A.留置胃管，减压引流；B.鼻饲管恢复肠内营养。

图40-3 留置胃管及空肠管后造影

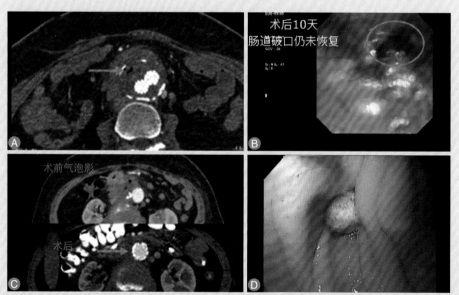

A.术后1周复查CTA仍可见主动脉内气泡影；B.术后10天复查胃镜仍可见肠腔破口；C.术后3个月复查CTA可见主动脉内气泡影消失；D.术后3个月复查胃镜可见肠腔破口愈合。

图40-4 术后复查

全身炎症指标、血红蛋白恢复正常。术后3.5个月拔除鼻空肠管，先转为流质饮食，出院后视情况改为半流质饮食，后逐渐恢复正常饮食。术后8个月复查CTA及三维重建（图40-5），术后10个月复查CT见支架通畅，形态良好，主动脉夹层隔绝完全，肾动脉水平可见少量造影剂泄漏，考虑Ⅱ型内漏。

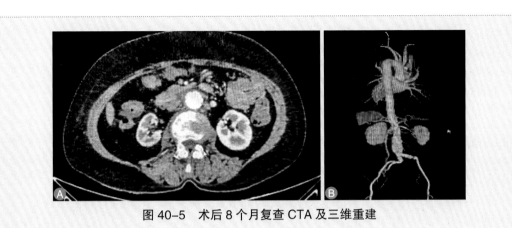

图 40-5　术后 8 个月复查 CTA 及三维重建

四、病例回顾与讨论

本例有 3 个特征，首先为腹主动脉瘤破裂，患者大量失血，病情危重；其次为主动脉破入十二指肠肠腔形成肠瘘，极易引发严重血源性感染；最后是该腹主动脉瘤靠近腹腔干、肠系膜上动脉、肾动脉这些重要腹部分支血管，并且还合并局部腹主动脉夹层。故需要解决的问题有 3 个，即封堵腹主动脉瘤破口、控制感染并促使肠道破口愈合，以及治疗夹层并维持腹部分支血管正常血供。我院针对性解决方案：腹主动脉覆膜支架封堵血管破口＋瘤腔内注射蛋白胶及时止血；术前抗生素浸泡移植物＋术中瘤腔内注射抗生素以控制感染；覆膜支架体外开窗＋"烟囱"技术隔绝瘤腔、治疗夹层并重建腹部分支血供。其中，瘤腔内注射蛋白胶（凝血酶、纤维蛋白原等成分组成）以快速凝血从而达到及时止血的目的，此为我院特色术中治疗方法。

我院采取了如下方案来应对感染和修复十二指肠破口：①术中移植物置入前用抗生素浸泡，并在置入覆膜支架封堵血管破口后向瘤腔内注射抗生素，以预防血管腔内治疗可能存在的移植物感染问题。②术后留置胃管，减压引流，源源不断将消化液吸出体外，减少其对十二指肠破口处的腐蚀，促进破口愈合。并未直接采取开腹或穿刺引流等，目的是先观察患者整体情况，若情况好转，则无须开腹或穿刺，以减轻患者痛苦并降低有创操作中存在的额外感染风险。③术后持续使用抗感染药物，鼻饲管跨过十二指肠破口直接置入空肠，解决长期肠内营养的问题，持续营养支持，促进患者自身免疫力的恢复和肠道破口的自愈。

本例使用血管腔内治疗手段的成功之处在于：①患者全身感染情况并不严重，依前文所述，可能是动脉瘤破入肠腔形成主动脉瘤－十二指肠瘘后，肠道内细菌逆行迁移入血引发的原发性主动脉感染，感染灶在肠道，而并非血液中严重致病菌感染；②对移植物和破口的处理方式大大降低了术中和术后感染的风险；③术后留置胃管引流、置入鼻空肠管恢复肠内营养、输血、术后 3 个多月持续抗感染和营养支持等一系列综合治疗促进了患者的恢复，对良好预后起到了积极作用。

病例41 腔内转开放手术治疗胸主动脉假性动脉瘤

撰写 孙岩 董典宁 刘炳琪，审校 吴学君

一、简要病史

患者，男性，56岁，主因"寒战高热1月余，胸背部疼痛9天"入院。有高血压病史7年余，心脏支架置入术后3年余，糖尿病1月余。术前布氏杆菌感染（–）、血培养未培养出细菌、抗磷脂抗体系列、抗核抗体、血管炎抗体、病毒全项、梅毒抗体等相关检查未见明显阳性结果，术前降钙素原（PCT）0.23 ng/mL、白介素-6（IL-6）24.68 pg/mL、红细胞沉降率（ESR）62 mm/h，炎性指标升高，患者胸痛症状持续存在，行胸主动脉覆膜支架腔内隔绝术（微创，26-80覆膜支架）（图41-1），术后胸背部疼痛消失，无不适主诉，术后口服阿莫西林及布洛芬治疗。术后3个月再因"高热伴胸背部疼痛2周"入院。最高温度达38.8 ℃，复查CT示降主动脉支架周围可见局部炎症灶，且局部可见低密度气体影改变（图41-2）；白细胞11.53×10^9/L、中性粒细胞比率81.6%、C-反应蛋白（CRP）60.74 mg/L、ESR 71 mm/h，EB病毒衣壳抗原（EBV-CA）IgG阳性，EBV-CA IgM弱阳性，EB病毒核抗原1（EBNA-1）IgG阳性。

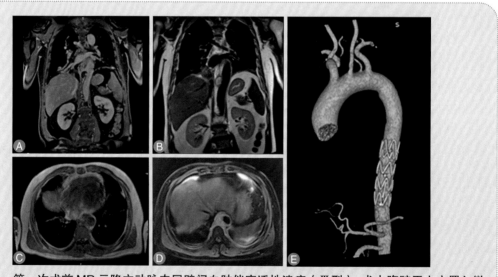

图41-1 第一次术前MR示降主动脉夹层壁间血肿伴穿透性溃疡（Ⅲ型）；术中腹腔干上方置入微创26-80覆膜支架1枚

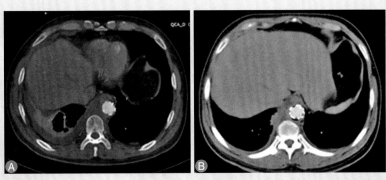

图 41-2 与术后 7 天（A）相比，术后 3 个月复查 CTA（B）示降主动脉支架周围可见局部炎症灶增大，且局部可见低密度气体影改变

二、病例特点

患者为中年男性，患胸主动脉假性动脉瘤，术前检查无明显细菌感染证据，炎性指标升高，胸痛症状持续存在，行胸主动脉覆膜支架腔内隔绝术，术后胸痛症状缓解，口服抗生素治疗，术后 3 个月再次出现发热、胸痛症状，复查 CTA 示降主动脉支架周围可见局部炎症灶，且局部可见低密度气体影改变；白细胞 11.53×10^9/L、中性粒细胞比率 81.6%、CRP 60.74 mg/L、ESR 71 mm/h，EBV-CA IgG 阳性，EBV-CA IgM 弱阳性，EBNA-1 IgG 阳性。

三、治疗过程

本例胸主动脉假性动脉瘤病原学未见明确致病菌，行覆膜支架腔内隔绝术，支架完全覆盖病变段，患者胸背部疼痛消失，术后应用抗生素治疗。术后 3 个月再次出现发热及胸背部疼痛，行主动脉病灶清除 + 原位重建（图 41-3）。

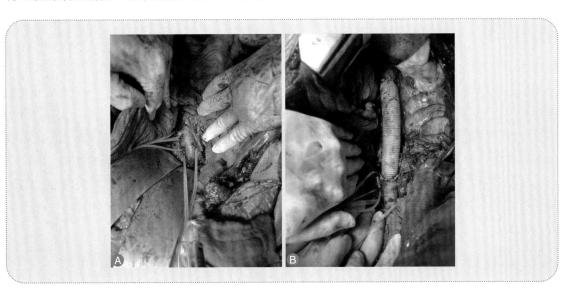

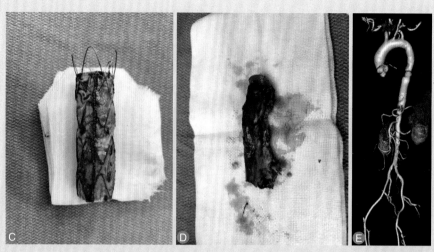

A. 解剖腹腔干、肠系膜上动脉及腹主动脉分别套袋备用；B. 动脉瘤切除＋原位重建，术中应用利福平浸泡的泰尔茂人工血管（规格：24 mm-25 cm）；C. 取出的微创支架；D. 切除的部分瘤壁；E. 术后 3 个月复查 CT 示血管通畅性良好。

图 41-3　主动脉病灶清除＋原位重建

四、病例回顾与讨论

本例治疗为胸主动脉假性动脉瘤腔内转开放一例治疗，首先行 TEVAR，术后患者胸痛症状消失，并口服抗生素治疗，术后 3 个月再次出现发热及胸背部疼痛症状，考虑感染性病变，胸腹联合切口行主动脉病灶清除，并应用利福平浸泡的人工血管进行原位重建。

在治疗过程中有以下几点收获。

（1）胸主动脉假性动脉瘤，早期诊断存在一定困难，术前积极完善病因检查，尤其是病原学检查，但阳性率低，白细胞不高、血培养结果阴性不代表没有感染，其中炎性标志物（PCT、IL-6、ESR）升高可提供一定参考，只要假性动脉瘤合并发热，且排除风湿免疫疾病，应考虑合并感染情况；另外，CTA 是最常用的影像学检查方法，可表现为偏心性囊状结构的动脉瘤，动脉瘤周围组织模糊并存在液性暗区，如出现气体影像、椎体破坏均高度提示感染性病变。

（2）开放手术对于假性动脉瘤治疗具有较好的中远期效果，对于年轻患者而言，开放手术可以作为一种选择；腔内治疗作为一种微创方式，可作为开放手术的桥接治疗方式。

（3）腔内治疗和开放手术需根据患者情况而定，如病情稳定，优先考虑开放治疗，彻底清除感染灶，开放手术可能是一个更好的治疗选择，如患者病情危急，生命体征不平稳，不具备开放手术条件，腔内治疗也可作为过渡性手术治疗方式。

病例42　腔内及开放手术治疗腹主动脉假性动脉瘤及其术后感染

撰写　潘红瑞，审校　戴向晨

一、简要病史

患者，男性，53 岁，主因"腹主动脉假性动脉瘤腔内隔绝术后 2 年，腹痛伴发热 1 周"急诊入院。有糖尿病病史 10 余年。2022 年 4 月 1 日因腹主动脉假性动脉瘤行腹主动脉瘤腔内隔绝术（Aegis 14-14-90 主体覆膜支架），患者自发病至 2024 年 5 月期间因"腰部疼痛、发热"共计住院治疗 5 次。

二、病例特点

患者为中年男性，腹主动脉假性动脉瘤腔内隔绝术后合并感染。自发病至 2024 年 5 月期间因"腰部疼痛、发热"共住院治疗 5 次。2022 年 3 月 28 日患者主因"腹痛 4 天"急诊入院（首次），入院诊断为腹主动脉假性动脉瘤，完善相关检查后行腹主动脉瘤腔内隔绝术，围手术期行抗感染治疗，后好转出院（图 42-1）。术后 2 周因"腰痛、腰部不适"再次入院（第二次），考虑支架周围感染、腰大肌脓肿，保守治疗无效后行 CT 引导下腹膜后穿刺引流，引流液细菌培养显示为沙门菌属，予头孢曲松抗感染治疗后出院，期间定期复查 CT。2023 年 7 月 27 日主因"间断发热"再次入院（第三次），复查腹部 CT 同前，未见明显腰大肌脓肿，头孢曲松抗感染 3 周后出院（图 42-2）。2024 年 2 月 17 日主因"腰部疼痛伴发热 1 周"入院（第四次），再次行 CT 引导下腹膜后穿刺引流，引流液细菌培养仍为沙门菌属，继续予头孢曲松静脉 4 周抗联合亚胺培南 1 周抗感染治疗，后好转出院。2024 年 3 月 24 日再次因"腰部疼痛伴发热 1 周"急诊入院（第五次），再次行抗感染治疗及腹膜后穿刺引流，入院 1 周后突发大量便血伴血压下降，病情危急，需急诊手术处理（图 42-3）。

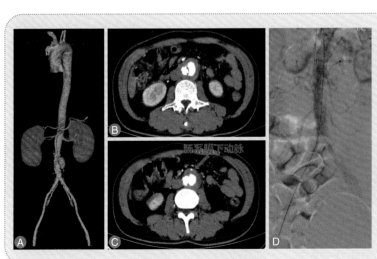

肾下腹主动脉假性动脉瘤，其内包绕肠系膜下动脉近段；EVAR 术后造影：局部麻醉下置入微创 Aegis 14-14-90 主体覆膜支架，支架近端位于双肾动脉水平以下，双髂支位于双侧髂总动脉，术后造影支架内血流通畅，未见造影剂外溢。

图 42-1　2022 年 EVAR 术前 CTA

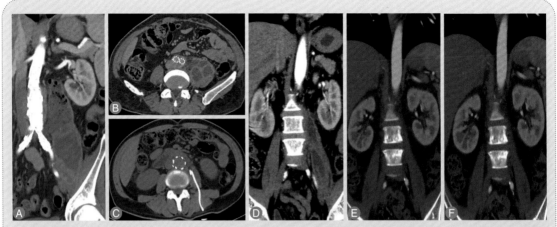

A、B.2022 年 4 月 25 日全腹增强 CT 示 L_3 水平可见支架，周围可见不规则软组织密度影及气体影，左侧腰大肌增粗呈肿块样，大小约 48 mm×61 mm×181 mm，考虑感染性病变；C.2022 年 5 月 4 日全腹平扫 CT 示软组织影较前局限，多发积气吸收，腰大肌肿胀较前减轻；D、E、F. 全腹增强 CT（2022 年 5 月 20 日、2022 年 7 月 4 日、2023 年 7 月 30 日）示平支架周围软组织影范围较前缩小，左侧腰大肌肿胀较前缓解。

图 42-2 2022 年术后 CTA 随访

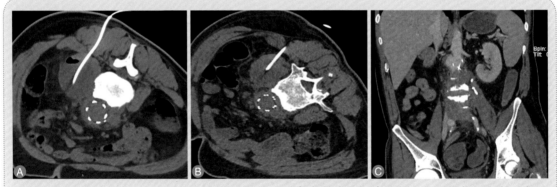

A.2024 年 2 月 17 日全腹平扫 CT 示支架周围软组织密度影范围较前增大，可见新发气体影，左侧腰大肌明显肿胀，行 CTA 引导下穿刺；B.2024 年 3 月 25 日再次行 CT 引导下穿刺；C.2024 年 3 月 31 日全腹增强 CT 示软组织影较前局限，多发积气吸收，腰大肌肿胀较前减轻。

图 42-3 2024 年术前 CT

三、治疗过程

患者行 EVAR 后支架周围反复感染，故决定采用开放手术，取出原覆膜支架后进行人工血管置换。同时因患者原覆膜支架靠近双肾动脉，需肾上阻断腹主动脉，故决定采取左侧腹膜后入路，离断左侧第 10 肋骨，经左侧胸腹切开后腹膜入腹膜后间隙，经左侧腹直肌旁切开腹膜入腹。离断脾结肠韧带、胃结肠韧带，进入小网膜囊。于后腹膜与肾网膜囊间隙游离腹主动脉及左肾动脉、肠系膜上动脉。依次游离出右肾动脉及双侧髂外动脉。于肾动脉上缘阻断腹主动脉，并在阻断双肾动脉及双侧髂外动脉后，剖开感染性腹主动脉瘤体，清除瘤腔及瘤壁内坏死组织、脓性分泌物等，结扎腰动脉及肠系膜下动脉。先后以大量碘伏、甲硝唑注射液冲洗浸泡瘤腔。以 16 mm-8 mm 人工血管与肾下腹主动脉行端端吻合，人工血管远端与双侧髂外动脉行端端吻合，因感染灶累及至双侧髂内动脉并形成动脉瘤，因此行双侧髂内动脉结扎。吻合口无出血，远端髂动脉搏动正常。创面止血后腹膜后瘤腔、盆腔、左侧后腹膜及左侧膈肌下各留引流管一根并关腹。术中及术后随访见图 42-4。

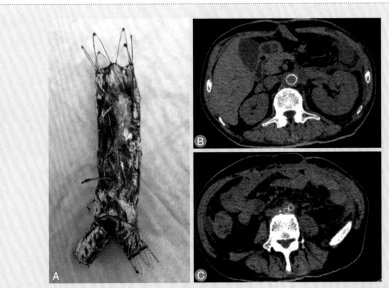

A. 术中取出覆膜支架；B、C. 术后 3 月余复查，全腹平扫 CT 示人工血管周围软组织影范围较前明显减少，左侧腰大肌肿胀消失。

图 42-4 开放手术术中及术后随访

四、病例回顾与讨论

本例的治疗难点在于患者 EVAR 后反复感染，感染灶累及左肾动脉并沿腰大肌累及至双侧髂内动脉并形成动脉瘤，支架周围组织粘连严重，游离双肾动脉、双髂动脉存在困难。开放手术时间长、出血多，术中肾上阻断存在肾缺血透析风险，腹膜后入路需离断肋骨，伤口巨大，围手术期并发症发生率及死亡率极高。患者术后 1 周引流液呈粪水样，开腹探查可见降结肠、乙状结肠穿孔，考虑与既往 EVAR 后肠系膜下动脉闭塞、双髂内动脉结扎及腹膜后入路破坏部分结肠微循环等多方面因素相关。

在治疗过程中应着重注意以下方面。

（1）本例此次入院身体情况较差，大量便血伴血压下降，病情危急。手术目的在于彻底清除感染灶及明确便血原因。考虑患者 EVAR 后反复感染且近端锚定区不足，通过腔内手术可行性较低，因此选择腹主动脉覆膜支架取出，感染性腹主动脉瘤切除，人工血管置换，结扎动脉瘤壁的分支血管，清除瘤腔内血栓、粥样斑块、脓性分泌物及瘤体周围坏死组织，同时探查是否存在腹主动脉－十二指肠瘘以明确便血原因。感染性腹主动脉瘤周围组织粘连严重，入路的选择对术中视野的暴露及重要血管的游离至关重要。本例经腹膜后入路，较容易控制肾上腹主动脉，减少术中大出血的发生。

（2）该患者首次因腹痛伴发热急诊入院，抗感染过程中腹痛加重，肿瘤有破裂征象，因此急诊下行 EVAR。对于非急诊手术患者，至少需抗感染治疗 2 ~ 4 周，连续 2 次血培养阴性再行手术治疗。术后患者抗生素治疗 6 周至 6 个月，欧洲血管外科学会则推荐 6 ~ 12 个月，甚至持续终身。一旦发生移植物感染，保守治疗无效后，建议尽快将移植物取出。

病例43　开放及腔内手术治疗白塞病合并胸腹主动脉瘤及胸主动脉夹层

撰写　胡义良，审校　周为民

一、简要病史

患者，女性，31岁，2020年4月18日主因"发现腹主动脉瘤1月余，腹痛加重1天"入院。入院诊断：白塞病；胸腹主动脉瘤。无其余基础疾病。无烟酒嗜好。2020年8月19日因"胸腹主动脉瘤术后3月余，偶伴胸背部疼痛不适"入院。CTA提示为主动脉夹层。患者炎性指标较高，遂先采取药物治疗控制炎症。

二、病例特点

患者为青年女性，患有风湿免疫系统疾病白塞病，导致血管病变，先后患有巨大胸腹主动脉瘤及主动脉夹层。第一次检查发现巨大胸腹主动脉瘤时，患者炎性指标较高，遂先采取药物治疗控制炎症。而后患者出现腹部疼痛等肿瘤先兆破裂的症状，且患者瘤体涉及范围较广，累及肠系膜上动脉、腹腔干、双肾动脉及双侧髂总动脉，遂急诊行开放手术（图43-1）。治疗胸腹主动脉瘤的同时需保证各个脏器血供及下肢血液循环。4个月后，患者因胸背疼痛，检查发现主动脉夹层，随后择期手术行腔内治疗（图43-2）。

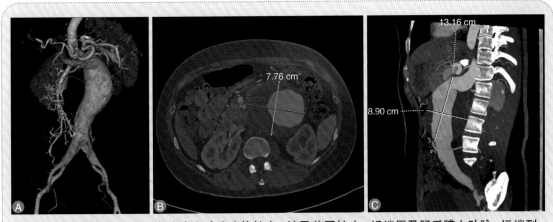

图43-1　术前CTA示患者胸腹主动脉瘤体较大，涉及范围较广，近端累及肠系膜上动脉，远端到达双侧髂总动脉

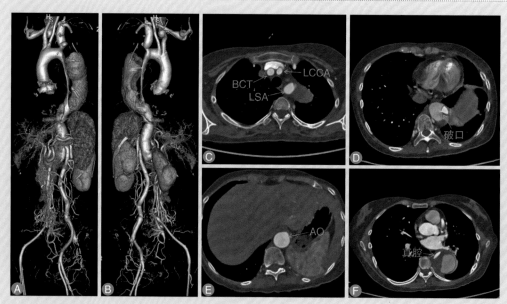

A、B.CTA 重建提示夹层累及范围为近端至左锁骨下；C、D、E.CTA 横断面提示远端未累及内脏动脉；F. 提示主动脉夹层的破口位置及真腔较为狭小。BCT：头臂干；LCCA：左颈总动脉；LSA：左锁骨下动脉；AO：腹主动脉。

图 43-2 CTA 结果

三、治疗过程

本例先后患有巨大胸腹主动脉瘤及主动脉夹层，开放手术切除瘤体后，再次手术处理主动脉夹层。

第一次手术为胸腹主动脉瘤切除术，术中通过转流管连接降主动脉及左髂总动脉后，给予体外转流。钳夹瘤体两端并切除瘤体后，使用 26-8-8-8-8 四分支人工血管分别与肠系膜上动脉、腹腔干、双侧肾动脉端端吻合（图 43-3）。开放阻断动脉后内脏动脉、人工血管及双侧髂动脉搏动均良好。

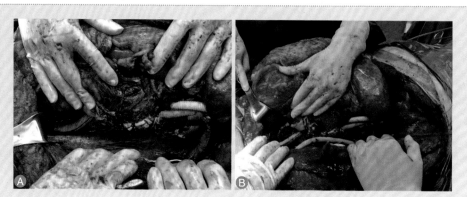

图 43-3 术中人工血管移植

第二次手术为胸主动脉覆膜支架腔内隔绝术＋左锁骨下动脉栓塞术，术中造影提示 B 型主动脉夹层形成，破口距离左锁骨下动脉开口处约 3 cm，左锁骨下动脉可见巨大局限性溃疡、动脉瘤形成。遂将支架紧贴左颈总动脉开口后缘准确释放，为防止支架内漏和治疗左锁骨下动脉瘤，遂经肱动脉导入弹簧圈至左锁骨下动脉以栓塞左锁骨下动脉（图 43-4）。造影可见头臂干及左颈总动脉通畅。术后复查结果见图 43-5、图 43-6。

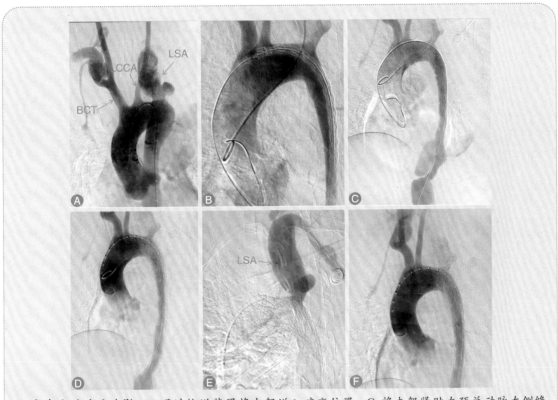

A. 术中主动脉弓造影；B. 通过输送装置将支架送入病变位置；C. 将支架紧贴左颈总动脉左侧缘释放覆盖左锁骨下动脉；D. 造影后左锁骨下动脉未显影；E. 栓塞左锁骨下动脉后造影提示支架无内漏；F. 左锁骨下动脉置入弹簧圈后造影。BCT：头臂干；LCCA：左颈总动脉；LSA：左锁骨下动脉。

图 43-4　造影结果

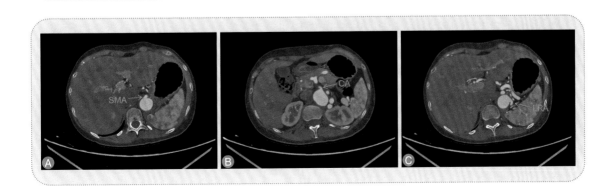

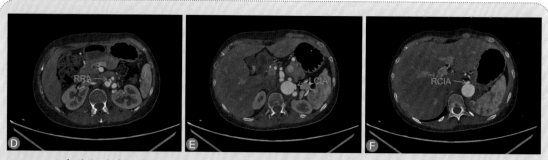

SMA：肠系膜上动脉；CA：腹腔干；LRA：左肾动脉；RRA：右肾动脉；LCIA：左髂总动脉；RCIA：右髂总动脉。

图 43-5 患者胸腹主动脉瘤开放手术后复查 CT 横断面各个分支血管汇入口

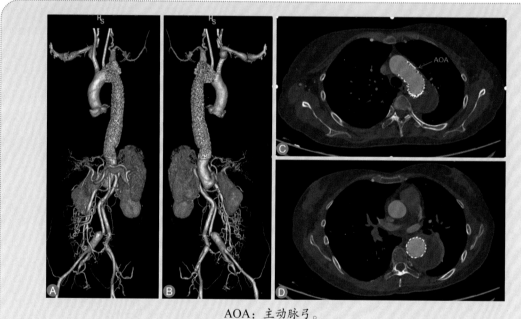

AOA：主动脉弓。

图 43-6 患者主动脉夹层术后 1 个月复查 CTA 重建及横断面

四、病例回顾与讨论

本例患有血管型白塞病，并先后出现巨大胸腹主动脉瘤及主动脉夹层。本例的治疗难点在于患者患有血管型白塞病这一风湿免疫系统疾病，需在控制血管炎的前提下对已有血管病变的部位进行外科干预。手术过程中的难点在于患者瘤体的累及范围较广，手术期间需保证患者内脏动脉及下肢动脉的血供；主动脉夹层腔内治疗过程中，需同时处理有瘤样扩张的左锁骨下动脉。

在治疗过程中应着重注意以下方面。

（1）患者患有血管型白塞病，其发病机制为中性粒细胞活化、内皮细胞损伤、凝血功能障碍导致患者血管发生炎性病变，所以一般建议待机体炎症反应控制后再进行外科干预。血管型白塞病累及动脉时好发于主动脉，该患者先后患有巨大胸腹主动脉瘤及主动脉夹层。白塞病导致的动脉瘤患者，应该慎重选择手术时机，这是因为炎症反应的存在使血管壁的脆性增加易导致出血、动脉瘤复发等并发症。但该患者在药物治疗控制炎症过程中突然出现腹痛等肿瘤先兆破裂征象，遂急诊下行开放手术治疗。患者腹主动脉瘤累及范围较大，上至肠系膜上动脉，下至双侧髂动脉。若采取介入治疗置入支架，为保障内脏动脉的血供，需同时对肠系膜上动脉、腹腔干及双侧肾动脉体外预开窗或者分支支架及平行支架（"烟囱"）技术，腔内重建需多个支架组合，难度较大，且手术费用较高，而开放手术重建的耗材成本较低，遂决定采取开放手术使用四分支人工血管，分别与四个内脏动脉吻合以保证血供。

（2）第二次手术处理主动脉夹层之前，CTA 提示患者左锁骨下动脉有明显的瘤样扩张，为防止其继续发展，预防破裂，术中腔内治疗置入支架时，需将瘤样扩张的区域覆盖住，于是决定使用覆膜支架将左锁骨下动脉汇入口完全覆盖，将支架紧贴左颈总动脉后缘准确释放。患者术前 CTA 提示左椎动脉开口处较为狭窄，右椎动脉可以部分代偿来满足头部血流需要，遂决定通过左肱动脉导入弹簧圈，栓塞左锁骨下动脉，防止覆膜支架发生内漏及治疗左锁骨下动脉瘤。

参考文献

[1] 王之冕, 李璐, 郑文洁. 血管型白塞病的发病机制 [J]. 中华临床免疫和变态反应杂志, 2020, 14(6): 587-591.

[2] 程灿, 胡何节, 王晓天, 等. 白塞病引起血管病变的处理策略分析 [J]. 中国血管外科杂志 (电子版), 2019, 11(3): 237-240.

[3] 任伟, 王志维, 夏军, 等. Stanford B 型夹层腔内隔绝术中左锁骨下动脉的处理 [J]. 实用医学杂志, 2014, 30(3): 450-452.

[4] 陈宇, 刘昌伟, 郑月宏, 等. 锁骨下动脉瘤的腔内治疗 [J]. 中国微创外科杂志, 2015, 15(5): 444-447.

病例44 腔内治疗大动脉炎相关主动脉弓假性动脉瘤

撰写 张滕，审校 周为民

一、简要病史

患者，男性，49岁，主因"发现主动脉弓假性动脉瘤半年余"入院。既往史：大动脉炎，糖皮质激素（泼尼松，40 ~ 60 mg/d）治疗半年；甲状腺结节术后状态，常规服用左甲状腺素钠片。

术前首次检验：ESR 57.0 mm/h，CRP 18.1 mg/L，白细胞计数 11.28×10^9/L，抗链球菌溶血素"O" 1520.0 IU/mL，IL-5 6.27 pg/mL，IL-6 21.13 pg/mL，IL-1β 56.66 pg/mL。

半年后复查：ESR 21.0 mm/h。

二、病例特点

患者为中年男性，主因体检发现，既往无特殊不适。CTA 提示主动脉弓假性动脉瘤伴附壁血栓形成、腹主动脉及双侧髂动脉壁间血肿（图 44-1），结合检验阳性结果考虑大动脉炎伴假性动脉瘤形成，属于一种罕见的慢性非特异性血管炎。对于此病的治疗时机，《中国大动脉炎诊疗指南（2023）》指出，有破裂风险的动脉瘤属于限期手术，同时由于活动期手术的患者术后并发症发生率、再手术率均显著高于疾病稳定期手术的患者。因此，在给予患者口服治疗剂量泼尼松（40 ~ 60 mg/d）半年后复查，结果提示患者病情缓解，手术安全性提高（图 44-2）。

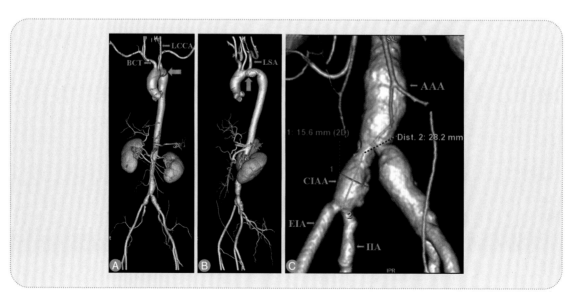

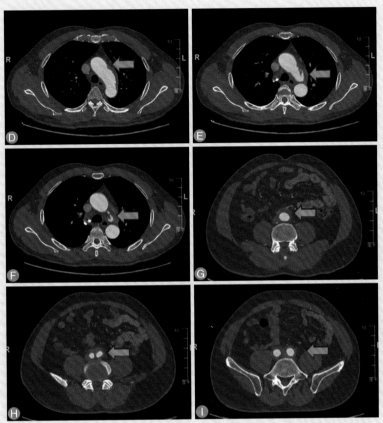

A、E、F. 主动脉弓假性动脉瘤合并局部血栓形成；B、D. 主动脉弓峡部局部缩窄；C、G、H、I. 腹主动脉下段及双侧髂总动脉、双侧髂内外动脉近端节段夹层（壁间血肿型）合并局部溃疡。BCT：头臂干；LCCA：左颈总动脉；LSA：左锁骨下动脉；AAA：腹主动脉瘤；CIAA：髂总动脉瘤；EIA：髂外动脉；IIA：髂内动脉。

图 44-1　术前首次 CTA

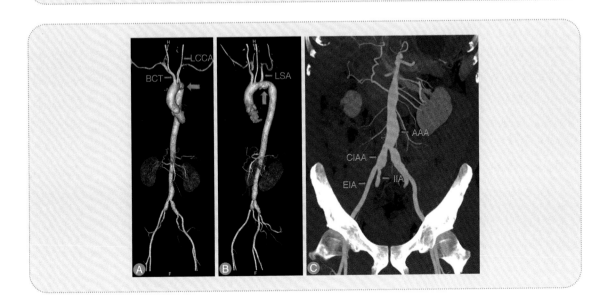

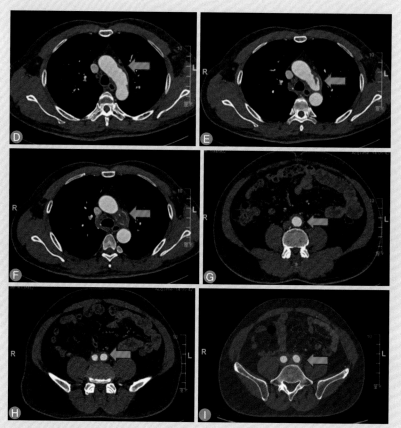

A、B、D、E、F.半年后复查与术前首次几乎相仿；C、G、H.管腔情况与前相仿，腹主动脉和双侧髂总动脉壁间血肿（近心端）明显好转；I.双侧髂总动脉壁间血肿（远心端）变化不明显。BCT：头臂干；LCCA：左颈总动脉；LSA：左锁骨下动脉；AAA：腹主动脉瘤；CIAA：髂总动脉瘤；EIA：髂外动脉；IIA：髂内动脉。

图 44-2　口服药物治疗半年后复查 CTA

三、治疗过程

该患者采用 Castor 一体式支架联合原位单开窗分支技术。术中采用 Castor 一体式支架（微创心脉科技，型号：C302410-2002520），主体覆膜支架完全覆盖主动脉弓小弯侧假性动脉瘤破口，同时分支支架准确定位于左锁骨下动脉。多角度准确定位，经左颈总动脉入路采用长穿刺针原位穿刺主体覆膜支架，球囊扩张后导入 8-40 覆膜支架（Fluency）行左颈总动脉重建术（图 44-3）。术后造影提示主动脉弓假性动脉瘤显影消失，头臂干、左颈总动脉、左锁骨下动脉显影良好，支架位置准确，无造影剂外溢（图 44-4）。

四、病例回顾与讨论

本例的治疗难点在于手术时机及手术方式的选择，大动脉炎合并假性动脉瘤属于非常罕见的疾病，针对此疾病的治疗经验极度缺乏。

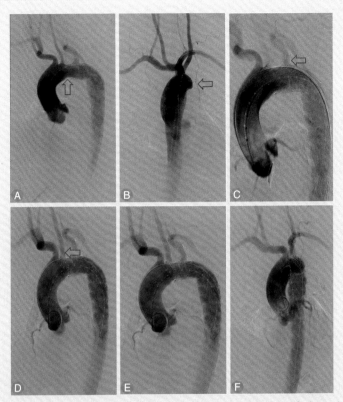

A. 主动脉弓局部缩窄；B. 主动脉弓假性动脉瘤；C.Castor 覆膜支架完全覆盖假性动脉瘤破口，分支
支架于左锁骨下动脉准确释放；D. 于左颈总动脉准确释放覆膜支架；E、F. 主动脉弓假性动脉瘤显
影消失，头臂干、左颈总动脉、左锁骨下动脉显影良好，支架位置准确。

图 44-3　术中 DSA

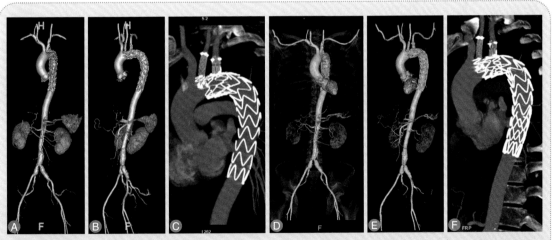

A、B、C. 术后 3 个月；D、E、F. 术后 9 个月。见主动脉弓假性动脉瘤显影消失，头臂干、左颈总动脉、
左锁骨下动脉显影良好，支架位置准确。

图 44-4　术后复查 CTA

（1）手术时机：大动脉炎活动期手术风险大、预后差，但是主动脉弓假性动脉瘤一旦破裂，患者无任何生还机会。鉴于患者年轻，需考虑其减少复发和远期并发症发生的风险，选择积极控制炎症。因此，在充分控制血压、心率的基础上，给予糖皮质激素控制大动脉炎活动，并且给予抗栓、调脂等辅助治疗。

（2）手术方式：患者主动脉弓为Ⅰ型弓，假性动脉瘤破口靠近小弯侧。Castor 一体式支架联合原位单开窗分支技术相对于双开窗、"烟囱"技术及开放手术来说，具有缩短手术时间、降低内漏风险、创伤小等明显优势。

病例45 腔内治疗Leriche综合征

撰写 罗光泽，审校 戴向晨

一、简要病史

患者，女性，69岁，主因"双下肢麻凉3个月，加重半个月"入院。有肺结核病史40余年，已治愈；心房颤动3年余，3年前行二尖瓣生物瓣膜置换术；4个月前行卵巢囊肿切除术；3个月前新发脑梗死，后遗留左侧肢体偏瘫。否认吸烟、饮酒史。

入院查体：腹部平坦，无压痛、反跳痛、肌紧张；患者左侧肢体偏瘫，右下肢有肌痉挛症状，右侧足趾发黑坏疽，踝周皮肤发黑，左下肢胫前皮肤破溃；双下肢皮温低，下肢动脉搏动均未及。

检查报告（外院）：双下肢踝肱指数示右下肢足背动脉0.13，其余均未测出；双下肢动脉彩超示腹主动脉 – 左右髂动脉可疑闭塞，左下肢动脉硬化多发附壁斑块，血流缓慢，右股总动脉远心端不全闭塞，侧支形成；头颅MR示右额、颞叶梗死，脑萎缩。

影像学检查：腹主动脉及双下肢动脉CTA示肾动脉以下腹主动脉闭塞，双侧髂总动脉、髂内动脉、髂外动脉闭塞（图45-1）。

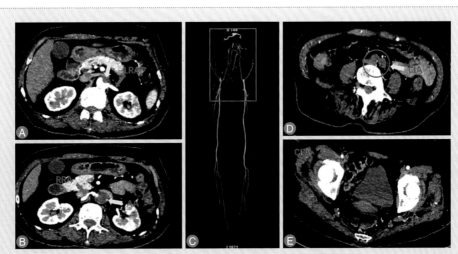

LRA：左肾动脉；RRA：右肾动脉；AA：腹主动脉；CIA：髂总动脉；CFA：股总动脉。

图45-1 术前CTA：腹主动脉（平肾水平）及双侧髂总动脉、髂内动脉、髂外动脉闭塞，双侧股总动脉显影

二、病例特点

患者为老年女性，平肾腹主动脉 – 髂动脉闭塞病变属于TASC Ⅱ分型中D级病变，病变复杂，患者既往合并症较多，3个月前新发脑梗死，心脏功能较差，陈旧性肺部感染等，手术

风险较高。术前通过多学科会诊评估手术风险，综合讨论及评估后，不建议行开放手术治疗，风险极高，首选介入手术治疗，同时充分告知手术相关风险，积极做好围手术期管理，减少并发症及合并症加重等风险。

三、治疗过程

本例采用微创介入手术方式，主动脉-髂动脉平行覆膜支架置入术（导丝对吻技术）、双髂动脉覆膜支架置入术、双肾动脉覆膜支架置入术。造影结果、手术过程及术后复查结果见图45-2～图45-6。

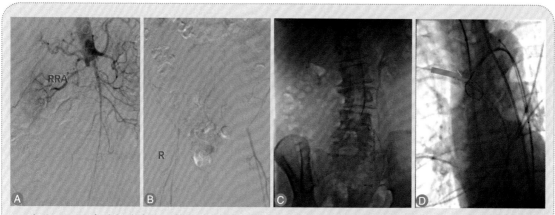

A.腹腔干、肠系膜上动脉及双肾动脉显影通畅，基本平肾动脉以下腹主动脉全程闭塞未显影；B.双侧髂总动脉、髂内动脉、髂外动脉均闭塞未显影，双侧股总动脉淡显影；C、D.箭头示经右肱动脉入路导丝导管配合选入降主动脉困难，遂经股动脉入路置入抓捕器至升主动脉，将导丝牵引至降主动脉内。RRA：右肾动脉。

图45-2 术中DSA

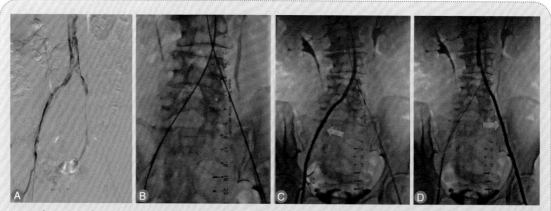

A.超声引导下穿刺双侧股总动脉，置入鞘管，导丝导管配合分别通过双侧髂动脉闭塞段及腹主动脉闭塞段血管至胸主动脉内，造影可见腹主动脉及双侧髂动脉内血栓影；B.分别经双侧肱动脉入路将导丝导管选入双侧肾动脉内，并置入长鞘，于双侧髂总动脉至髂外动脉置入6-150 Viabahn覆膜支架各一枚；C.释放右髂动脉内覆膜支架并造影可见支架内显影通畅，右股动脉显影；D.同样释放左髂动脉内覆膜支架并造影可见支架内显影通畅，左股动脉显影。

图45-3 手术过程

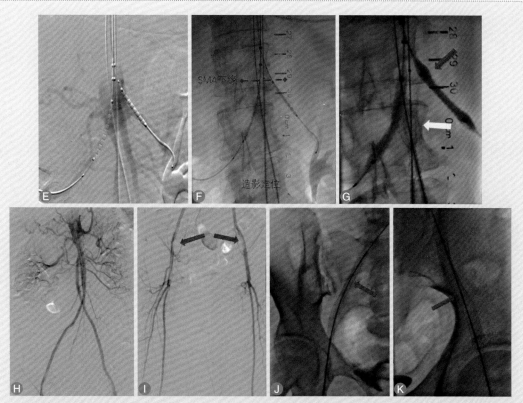

E. 分别于双肾动脉内置入球扩覆膜支架一枚，右肾动脉置入 6-37 Lifestream 球扩覆膜支架；左肾动脉置入 6-26 Lifestream 球扩覆膜支架；F. 腹主动脉至双侧髂动脉近端延续 8-150 Viabahn 各一枚，造影定位覆膜支架近端均位于肠系膜上动脉开口下缘水平；G. 同时释放主动脉 - 髂动脉覆膜支架后，扩张双侧肾动脉球囊释放肾动脉内覆膜支架；H. 造影复查可见双肾动脉显影通畅，未见肾动脉远端栓塞，主动脉 - 髂动脉覆膜支架内显影通畅；I. 造影示双侧髂外动脉远端仍可见部分血栓影（箭头所示）；J、K. 分别于双侧髂外动脉 - 股总动脉置入 6-60 Smart 支架各一枚（箭头所示）。SMA：肠系膜上动脉。

图 45-3　手术过程（续）

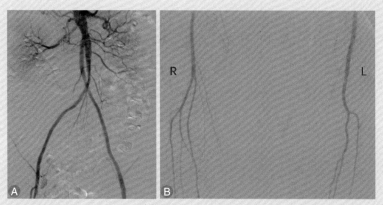

图 45-4　手术造影复查可见双肾动脉显影通畅，主动脉 - 髂动脉覆膜支架内显影通畅，双侧髂外动脉及股总动脉显影通畅，支架形态均良好；双侧股浅动脉、腘动脉及膝下动脉显影通畅

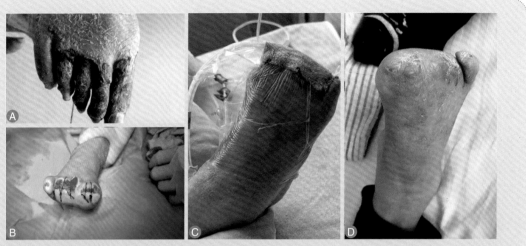

A. 右足第1~4趾均发黑坏疽；B. 对右侧坏疽足趾进行截足趾手术；C. 术后对伤口进行局部抗感染，反复换药及伤口负压封闭引流处理；D. 术后1个月左右，右足伤口恢复良好。

图 45-5 二期手术情况

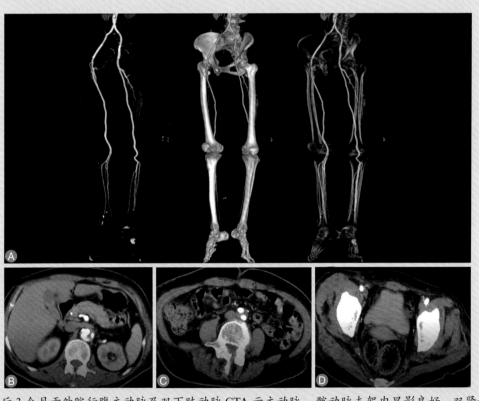

A. 术后3个月于外院行腹主动脉及双下肢动脉CTA示主动脉-髂动脉支架内显影良好，双肾动脉及下肢动脉显影满意；B. 复查CTA示双肾动脉覆膜支架及腹主动脉近端覆膜支架形态良好，均显影通畅；C. 双髂总动脉分叉处支架形态良好，显影通畅；D. 双侧髂动脉-股动脉支架远端显影良好，未见血栓形成。

图 45-6 术后复查结果

四、病例回顾与讨论

本例的治疗难点在于腹主动脉、髂动脉闭塞位置较高，管腔内血栓形成，有内脏动脉及下肢动脉栓塞风险。术后予以抗凝联合抗血小板双通道抗栓治疗，对坏疽足趾进行截足趾手术。对于复杂的主髂动脉闭塞可首选腔内治疗策略，术前对患者进行的多学科会诊及术前评估需非常充分，超声技术是提高腔内手术成功率及减少并发症的利器，术中对内脏器官的保护同样重要。

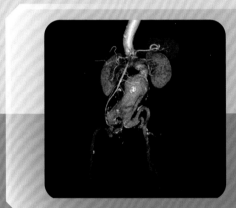

主动脉腔内
治疗并发症篇

病例46 **单分支支架治疗弓部小弯侧动脉瘤的失败原因分析及术中补救措施**

撰写 李刚 董典宁，审校 吴学君

一、简要病史

患者，男性，72岁，因"查体发现胸主动脉瘤7月余"入院。有冠心病病史，无吸烟、饮酒史。

二、病例特点

患者为老年男性，查体发现胸主动脉瘤，瘤体位于主动脉弓，呈偏心性，且位于小弯侧，近端锚定区不足、左椎动脉为优势动脉，延长锚定区的同时需保留左锁骨下动脉血供（图46-1、图46-2）。

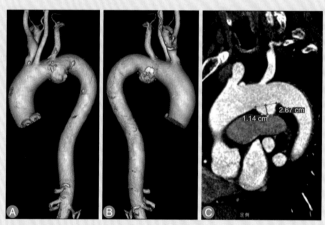

图46-1 术前CTA示主动脉弓部动脉瘤，呈偏心性，位于小弯侧

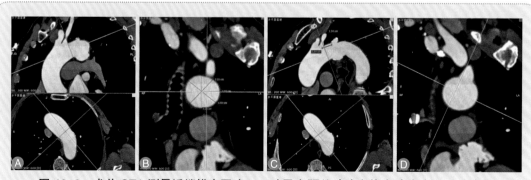

图46-2 术前CTA测量近端锚定区（A、B）及左颈总动脉左缘主动脉（C、D）直径

三、治疗过程

本例术前计划应用 Castor 403412-2002520 支架，近端于左颈总动脉左缘释放，术中释放后 Castor 支架小弯侧落入瘤体内，术中补救性措施：使用微创 HT 4036-160-2000 胸主动脉支架，同时于左锁骨下动脉原位开窗，于窗孔置入 LD 9-25 球扩裸支架 1 枚，见图 46-3、图 46-4。

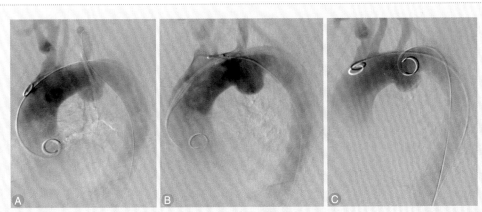

图 46-3　术中 Castor 支架释放：大弯侧 Castor 支架前缘平左颈总动脉左缘，小弯侧 Castor 支架落入瘤体内

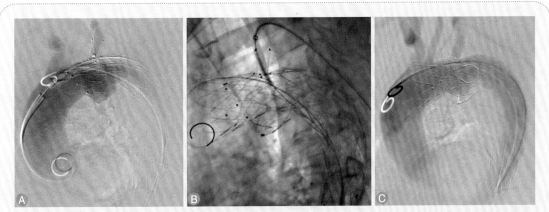

图 46-4　术中补救性微创胸主动脉支架 HT 4036-160-2000，同时左锁骨下动脉原位开窗，并置入 LD 9-25 球扩裸支架

四、病例回顾与讨论

本例的治疗难点在于瘤体位于主动脉弓小弯侧，近端锚定区不足、左椎动脉为优势动脉，延长锚定区的同时需保留左锁骨下动脉血供。

本例中需注意以下方面。

（1）术前测量显示主动脉直径偏大，应选择大口径覆膜支架。

（2）术前测量显示近端锚定区不足、左椎动脉为优势动脉，延长锚定区的同时需保留左锁骨下动脉血供，计划应用 Castor 支架，近端于左颈总动脉左缘释放，分支重建左锁骨下动脉。

对此，应注意本例主动脉直径偏大、大弯侧锚定区合适、小弯侧锚定区偏短，Castor 支架适用于主动脉夹层患者，其近端无裸冠及后释放，释放过程中，支架打开的瞬间支架小弯侧由于风帆效应出现后移，极易导致小弯侧落入瘤体。

因此，对于主动脉直径偏大、大弯侧锚定区合适、小弯侧锚定区偏短的病例，在支架选择时应选择带后释放功能的主动脉大支架；同时，对于左锁骨下动脉的重建可以选择原位开窗或者颈动脉 – 锁骨下动脉旁路术。

病例47　腔内治疗主动脉瘤术后支架断裂合并动脉瘤形成

撰写　董红霖，审校　董红霖

一、简要病史

患者，男性，26岁，主因"检查发现主动脉支架异常4个月"入院。既往患有马方综合征；高血压病史3年，未规律口服药物；曾行主动脉瓣置换及主动脉支架置入术。目前胸主动脉支架断裂，见图47-1。

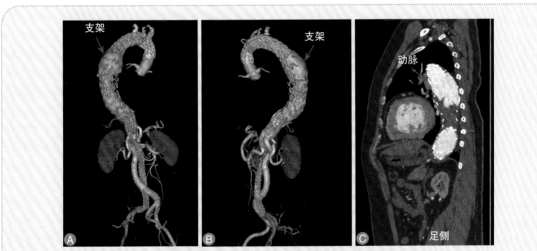

图47-1　术前CTA显示胸主动脉可见支架断裂，动脉瘤形成

二、病例特点

患者为青年男性，规律复查时发现胸主动脉覆膜支架断裂并形成动脉瘤样扩张，且形成内漏，易发生动脉瘤破裂，同时患者术前主动脉及其分支由支架重建，再次置入胸主动脉覆膜支架时易发生通过困难（图47-2）。

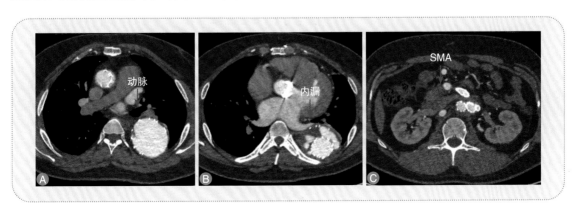

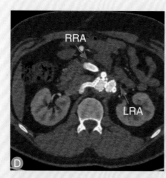 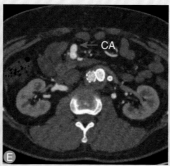 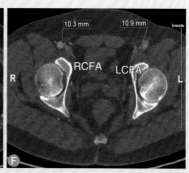

主动脉支架断裂后形成动脉瘤，远端内漏形成，肠系膜上动脉及双肾动脉行覆膜支架腔内重建术后，腹腔干由肠系膜上动脉反向供血。CA：腹腔干；SMA：肠系膜上动脉；RRA：右肾动脉；LRA：左肾动脉；RCFA：右股总动脉；LCFA：左股总动脉。

图 47-2　横断面 CTA

三、治疗过程

本例交换长鞘，避免通过困难，手术技术难度为常规。采用胸主动脉覆膜支架封闭病变，近端平左锁骨下动脉以远，封闭支架断裂形成的动脉瘤，远端平肠系膜上动脉封闭内漏（图 47-3）。

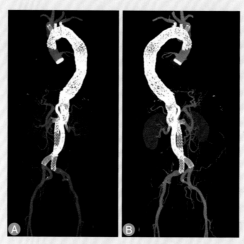

图 47-3　主动脉支架断裂及内漏覆膜支架腔内重建术后

四、病例回顾与讨论

本例的治疗难点在于近端定位左锁骨下动脉，避免遮蔽左锁骨下动脉，远端定位肠系膜上动脉上方，避免遮蔽肠系膜上动脉，患者为既往主动脉腔内重建者，建立轨道输送支架困难，需要大口径的长鞘作为通路，避免通过困难。

在治疗过程中应着重注意以下方面。

（1）患者相对年轻，动脉中层结缔组织疏松，易形成动脉瘤，支架易脱位，稳定性差，且患者既往全主动脉支架腔内成形术后，再次主动脉支架治疗过程中存在支架解体风险，选择支撑导丝需要兼顾支撑性及柔顺性的特点，避免支架释放后遮蔽分支血管。

（2）患者患有马方综合征，穿刺点易形成股动脉假性动脉瘤，从而发生术后并发症，故术后需要特别关注股动脉穿刺点，确保无穿刺点并发症的发生。

病例48 B型主动脉夹层腔内隔绝术中支架远端内膜脱套

撰写 田路 商弢，审校 张鸿坤

一、简要病史

患者，女性，63 岁，主因"胸闷、胸痛 1 天，腹痛伴恶心、呕吐 4 小时"入院。发病前参加亲戚葬礼，情绪激动。发病前 3 个月，服用"中药"，具体不明。无明确家族史。有高血压病史 6 年，未能规律口服药物治疗，入院后口服二联降压药后，血压、心率平稳。右侧乳腺癌术后。无吸烟、饮酒史。

二、病例特点

患者为老年女性，由高血压导致 B 型主动脉夹层，第一破口靠近左锁骨下动脉，需延长锚定区，原位重建左锁骨下动脉。降主动脉真腔小，局部节段真腔被假腔包绕，支架远端 oversize 不宜过大（图 48-1、图 48-2）。

三、治疗过程

治疗过程见图 48-3 ~ 图 48-8。

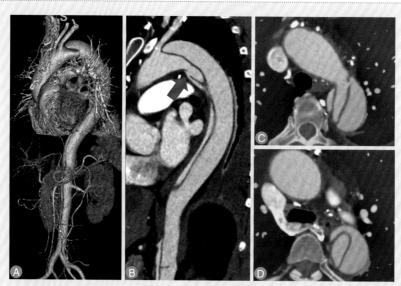

图 48-1 术前 CTA 示 B 型主动脉夹层，降主动脉真腔小，局部节段真腔被假腔包绕

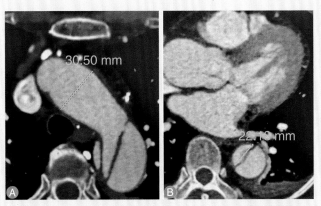

图 48-2　术前近远端支架拟锚定区主动脉直径测量值

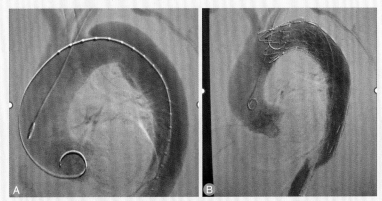

图 48-3　首先按常规步骤进行造影定位后，置入先健 32-24-200 覆膜支架。置入后造影发现支架
远端主动脉脱套

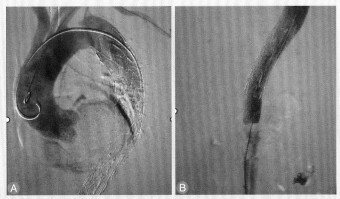

图 48-4　发现支架远端主动脉脱套，随即在支架远端置入先健 20-80 覆膜支架，置入过程中即发
现原胸主动脉支架逐步移位，置入后支架远端再次出现内膜脱套并阻断血流

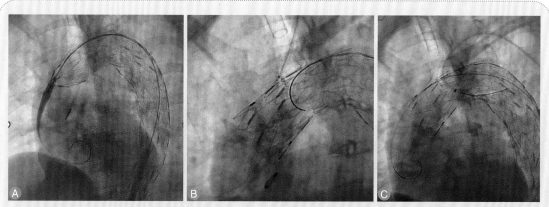

图 48-5　随后立即自头臂干后置入先健 34-34-200 覆膜支架稳定住近端，修复第一破口，并在左颈总动脉与左锁骨下动脉进行原位针刺开窗术，左颈总动脉置入波科 EPIC 8-40 开窗分支支架

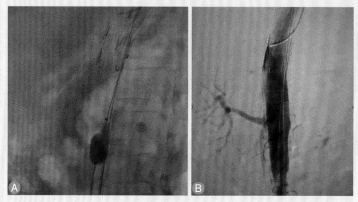

图 48-6　通过左锁骨下动脉开窗，导丝导管与抓捕器配合，建立工作通路，并使用 CODA 球囊融合真、假腔，融合后可见右肾动脉与肠系膜上动脉显影好转

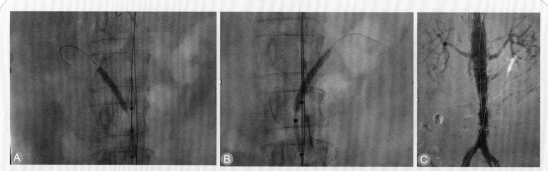

图 48-7　再以 Fustar 可调弯鞘与穿刺针配合，进行双侧肾动脉原位顺行开窗，分别行球囊扩张；最后在腹主动脉 - 双髂动脉置入波科 EPIC 8-80 支架，在左锁骨下动脉置入波科 EPIC 12-40 支架作为开窗分支支架，造影显示主动脉夹层腔内修复满意，各重要分支血流通畅

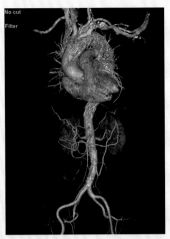

图 48-8 术后复查 CTA 可见胸主动脉夹层消失，支架在位，血流通畅，腹主动脉内脏区真、假腔融合，各个重要分支显影良好，下段可见双裸支架在位，血流通畅

四、病例回顾与讨论

本例术前拟采用胸主动脉腔内隔绝术 + 左锁骨下动脉原位针刺开窗术。术前手术团队已针对患者真、假腔形态采取措施，根据测量结果选用可供选用的 oversize 最小的支架。但术中连续 2 次发生支架远端主动脉内膜脱套，十分考验手术团队的紧急应对能力。

在处理本例情况中，有 2 个步骤是整个手术的关键节点。

（1）当发生第二次内膜脱套并支架移位后，应先固定住支架近端，若支架近端不能固定，则后续治疗无法开展。手术团队迅速采用了延长锚定区的方法，在原支架近端再置入支架，果断进行左颈总动脉开窗，稳定住了整个支架体系。

（2）术中的第一根超硬导丝是确定在真腔穿行的，而处理腹主动脉脱套必须还要引入另一根导丝作为工作通路，能确保在真腔中引入另一根导丝是处理内膜脱套的关键。手术团队采用波科 V-18 导丝、MPD 导管，沿第一根超硬导丝将 V-18 导丝自左股动脉送入左锁骨下动脉，抓捕器自左锁骨下动脉将 V-18 导丝抓出体外。而后 MDP 导管沿 V-18 导丝逆向经左锁骨下动脉至腹主动脉，再由抓捕器自右股动脉抓出体外，建立了工作通路。

主动脉内膜脱套是主动脉夹层支架置入后罕见但致命的严重并发症，目前没有处理标准流程和指南，主要目标应是向远端延长锚定区并维持真腔。本例的手术团队采用真、假腔融合与原位顺行针刺开窗技术，保留了真腔血供，各重要分支得以保留，手术结果满意。

病例49 对吻覆膜支架技术治疗TEVAR后主动脉内膜脱套

撰写 李先贵，审校 周为民

一、简要病史

患者，男性，45岁，主因"TEVAR后胸腹部疼痛2天"由外院急诊入院。2天前无明显诱因突发腹痛，呈撕裂样，从腹部开始，进展至胸部，无头晕、头痛，无腹泻，至当地医院诊断为主动脉夹层，急诊行TEVAR，术后腹痛、肝肾功能进行性损害、少尿，考虑病情危重，转入我院。查体示腹肌紧张、轻度压痛及反跳痛，无肝肾叩击痛，上肢血压高于下肢血压，收缩压差＞20 mmHg。有高血压病史5年，未规律口服药物治疗。吸烟、饮酒史20年。

二、病例特点

患者为中年男性，TEVAR后胸腹部疼痛2天，CTA、DSA提示支架远端主动脉内膜脱套堵塞导致内脏分区血流灌注不良（图49-1～图49-3）。术中真腔进入困难，后经假腔导入CODA球囊扩张后拖拽，将主动脉内膜片拖拽至肾动脉以下水平，通过双侧股动脉导入支架采用对吻覆膜支架（kissing cover stents）技术有效固定脱套主动脉内膜，保证了主髂动脉通畅和内脏动脉血供。

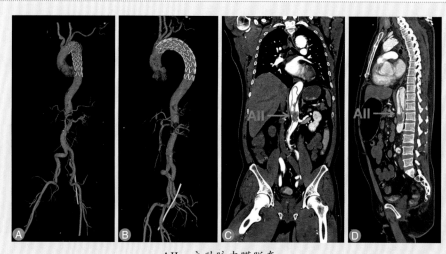

AII：主动脉内膜脱套。

图49-1 术前外院CTA示主动脉内膜撕脱至腹腔干水平

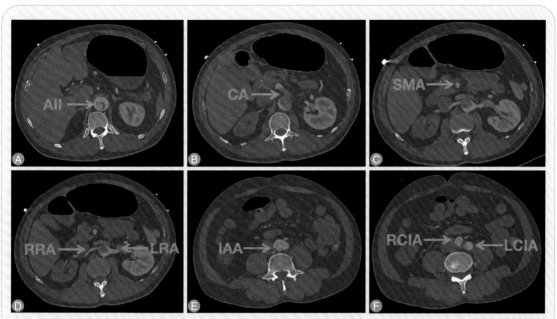

AII：主动脉内膜脱套；CA：腹腔干；SMA：肠系膜上动脉；RRA：右肾动脉；LRA：左肾动脉；
IAA：肾下腹主动脉；RCIA：右髂总动脉；LCIA：左髂总动脉。

图 49-2　横断面 CTA 示降主动脉可见主动脉完全环形夹层、环状撕脱，肠系膜上动脉与腹腔干共
　　　　干，肾动脉及共干动脉段主动脉内可见内膜脱套皱缩成团块，夹层远端累及双侧髂动脉

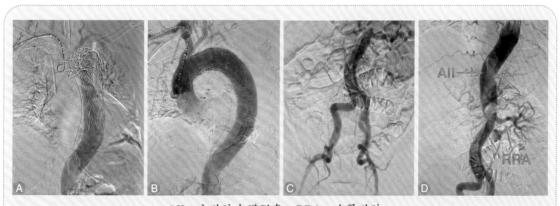

AII：主动脉内膜脱套；RRA：右肾动脉。

图 49-3　术中 DSA 示支架远端可见圆柱形主动脉内膜脱套团块

三、治疗过程

本例采用对吻覆膜支架技术重建腹主动脉远端及双髂动脉，经左股动脉导入 CODA
球囊扩张后拖拽，将内膜片拖拽至肾动脉以下水平。通过双侧股动脉导入覆膜支架，近
端位于肾动脉水平腹主动脉内，远端抵达双侧髂外动脉分叉水平，术后双侧髂动脉通畅
（图 49-4）。随访 CTA 结果见图 49-5。

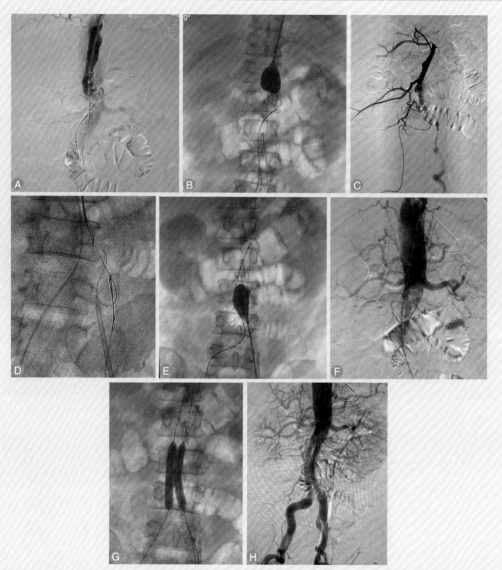

A. 尝试通过双侧股动脉入路进入肾上腹主动脉真腔困难。B. 通过右肱动脉入路导入 CODA 球囊至原有主动脉内膜撕裂水平，进行扩张后逆向拖拽球囊使内膜片拉直，留出空间给右股动脉入路，导丝进入真腔，反复尝试后内膜片有所松动，但右股动脉入路仍无法进入肾上段腹主动脉真腔。尝试更换右肱动脉短鞘置入长鞘提供支撑力，采用破膜技术进入真腔，经反复尝试后未能抵达腹腔干以下真腔，只能抵达假腔。C. 术中 DSA 示左肾动脉不显影，右肾动脉显影，腹主动脉管径细，肾上腹主动脉真腔已完全压闭。腹腔干、肠系膜上动脉显影不清。D. 通过左股动脉入路使用抓捕器将右肱动脉下来的长泥鳅导丝拽出体外形成牵张通路。E. 导入 CODA 球囊扩张后顺向将主动脉内膜片拖拽至肾动脉以下水平。F. 术中 DSA 示肾动脉及以上内脏血管显影良好。G. 经双侧股动脉导入覆膜支架采用对吻覆膜支架技术，近端位于肾动脉水平腹主动脉内，远端抵达双侧髂外动脉分叉水平，两边分别置入 14-100 和 14-120 Fluency 支架（美国 BD 公司产），同时采用 6-10、8-10 和 10-100 球囊对支架进行后扩张处理。H. 最终造影提示双侧髂动脉通畅，支架对位准确，未见明显造影剂外溢。内脏动脉恢复通畅，肾上主动脉恢复通畅。

图 49-4 手术过程

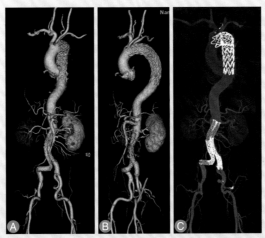

图 49-5 随访 CTA 示主动脉及双侧髂动脉支架通畅、无明显内漏；右肾灌注不佳，计划二期行右肾动脉支架置入术

四、病例回顾与讨论

1962 年 Hufnagel 将主动脉完全环形夹层、环状撕脱命名为主动脉内膜脱套（aortic intimo-intimal intussusception，AII）。AII 是一种罕见的主动脉夹层，患者死亡率高。内膜瓣顺行方向多伴有神经系统疾病和血压不对称。术中支架相关内膜脱套（intraoperative stent-graft-induced aortic intimal intussusception，ISAII）多发生在降主动脉，目前国内较为多用的是复旦大学附属中山医院分型：Ⅰ型为脱套发生在覆膜支架输送时，且脱套的部位在支架遮盖范围内；Ⅱ型为脱套发生在支架输送到位后，内膜彻底撕脱，但脱套部位在膈肌水平以上；Ⅲ型为脱套发生在支架输送到位后，内膜彻底撕脱，脱套部位累及腹主动脉。本例为Ⅲ型，治疗难点在于主动脉内膜脱套团将肾上腹主动脉真腔完全压闭，尝试多种方法后均难以进入真腔，最后使用 CODA 球囊扩张将内膜片拉至肾动脉以下行对吻覆膜支架技术将内膜片贴附管壁。

在 TEVAR 中应着重注意以下方面。

（1）应避免在支架部分张开的情况下进行大幅度的纵向移动或旋转操作，预防主动脉内膜脱套。

（2）采用限制性远端覆膜支架置入用来预防主动脉内膜脱套。

（3）支架释放后常规对支架远侧行主动脉造影，如发现管腔内的充盈缺损或脏器灌注延迟，则存在内膜脱套可能，应仔细分析原因并及时处理。

（4）CODA 球囊扩张可将内膜片拉至肾动脉以下，随后行对吻覆膜支架技术将内膜片贴附血管壁，可有效固定脱套内膜且保证主髂动脉通畅，恢复内脏动脉供血，是治疗 TEVAR 术中、术后内膜脱套的有效方法。

参考文献

[1] HUFNAGEL C A, CONRAD P W. Intimo-intimal intussusception in dissecting aneurysms[J]. Am J Surg, 1962,103(6):727-731.

[2] GOLDBERG S P, SANDERS C, NANDA N C, et al. Aortic dissection with intimal intussusception: diagnosis and management[J]. J Cardiovasc Surg (Torino), 2000, 41(4):613-615.

[3] WU Z Y, MIAO Y Q, KNAPPICH C, et al. Aortic intimo-intimal intussusception: a pooled analysis of published reports[J]. Ann Vasc Surg, 2021,75:471-478.

[4] MA T, LIU F, CHEN B, et al. Intraoperative stent-graft-induced aortic intimal intussusception during TEVAR for type b aortic dissection[J]. J Endovasc Ther, 2021,28(6):860-870.

[5] LOU Y B, ZHU Q Q, ZHANG H K. Endovascular management strategies for aortic intimal intussusception during repair of Stanford type B aortic dissection[J]. Chin J Gen Surg, 2023, 32(12):1854-1863.

[6] ZHANG T, ZHANG X M, LI W, et al. Causes and treatment of aortic intimal intussusception in endovascular repair of aortic dissecting aneurysms[J]. Chinese Journal of General Practitioners, 2019, 18(2):170-174.

病例50 原位顺行开窗技术治疗主动脉内膜脱套

撰写 吴子衡 邱宸阳，审校 张鸿坤

一、简要病史

患者，男性，64 岁，外伤后发现腹主动脉夹层 20 余天。

二、病例特点

外伤导致腹主动脉脱套，累及双侧肾动脉、肠系膜上动脉（图 50-1）。

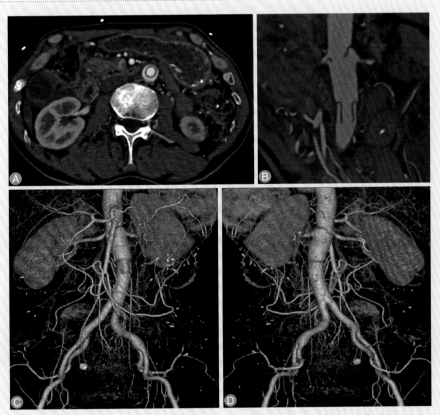

A. 术前 CT 示腹主动脉脱套；B.CT 矢状位示腹主动脉脱套；C. 腹主动脉重建前面观；D. 腹主动脉重建后面观。

图 50-1 CT 及 CTA 重建

三、治疗过程

经左肱动脉行右肾动脉预置导丝和长鞘，经右肱动脉行肠系膜上动脉预置导丝和长鞘，经右股动脉行左肾动脉预置导丝和长鞘。经右股动脉 2 枚先健 Cuff 支架（20-20-80、26-26-80）置入覆盖腹腔干以下腹主动脉。经股动脉入路，在 10F 长鞘和 RUPS 100（Cook）辅助下，组合穿刺系统（先健）和 V-18 导丝行左肾动脉原位顺行开窗，后置入 7-25 GORE Viabahn 支架，同法行右肾动脉原位开窗置入 6-40 Innova 支架，肠系膜上动脉原位开窗置入 8-40 BARD lifestream 支架。最后造影提示腹主动脉、腹腔干、肠系膜上动脉、双肾血流通畅（图 50-2）。术后 3 天患者恢复情况良好，顺利出院，无腹痛，肾功能正常。1 个月后复查支架位置、形态可，主动脉及分支血流通畅（图 50-3）。

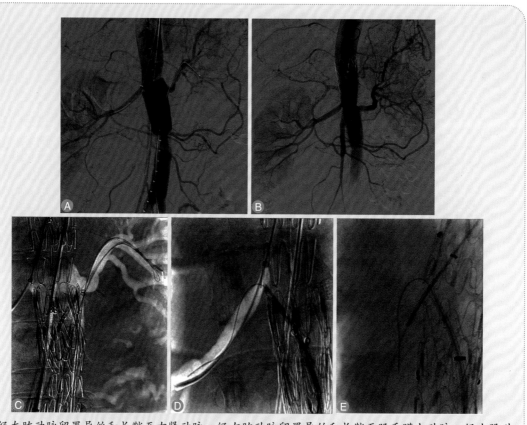

A. 经左肱动脉留置导丝和长鞘至右肾动脉，经右肱动脉留置导丝和长鞘至肠系膜上动脉，经右股动脉留置导丝和长鞘至左肾动脉；B. 术毕再次造影情况；C. 左肾动脉原位开窗；D. 右肾动脉原位开窗；E. 肠系膜上动脉原位开窗。

图 50-2 造影情况

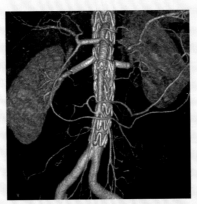

图 50-3　1 个月后复查腹主动脉 CTA 重建

四、病例回顾与讨论

因外伤导致的腹主动脉内膜脱套较为罕见。主动脉内膜脱套是指主动脉内膜层沿整个管腔的环状撕脱，内膜顺动脉血流冲向远端。常发生在胸主动脉处，而腹主动脉脱套极为罕见。本例患者为外伤所致腹主动脉脱套，术前可见双侧肾动脉、肠系膜上动脉均受影响。患者出现肾功能下降、腹痛等症状，因此应积极处理。

本例行原位开窗技术的反思如下。

（1）定位：①建议预留导丝和鞘管，可通过自身显影性和注入对比剂协助定位，如果开窗失败，可便于用"烟囱"技术补救；同时，长鞘和预置导丝在靶血管处，减少脏器缺血的可能。②在术前 CTA 影像基础上，确定各个靶血管开口的时钟位置，术中确定穿刺角度。

（2）穿刺：①可调弯鞘或 RUPS 100 协助穿刺针对准拟开窗位置，调整穿刺角度和提供支撑。②定位准确时，穿刺角度尽可能垂直穿刺；而斜行穿刺可控制穿刺深度，减少误穿刺导致的损伤。③破膜后导丝形态可帮助确认是否进入血管腔内。④避免穿刺金属骨架。⑤相对于涤纶，膨体聚四氟乙烯更易于穿刺和球囊扩张。

（3）局限性：①短暂影响内脏血供。文献显示靶血管缺血时间较长，而缺血损伤发生率较低。建议开窗顺序为一侧肾动脉→另一侧肾动脉→肠系膜上动脉→腹腔干。②主体支架结构破坏，长期稳定性不明确。现有的弓部原位开窗经验显示，对支架影响较小。③分支支架与窗口紧密性难以保证，存在Ⅲ型内漏风险。原位开窗技术可能更适合主动脉夹层，靶血管附近没有破口的病变。

（4）顺行原位开窗技术初步结果证实是可行、安全、有效的，其在特定条件下具有独特优势，可为累及内脏分支的主动脉疾病的腔内治疗提供更多选择。其难点在于如何定位分支开口，如何快速开窗而不损伤血管。建议在熟练掌握逆行原位开窗的基础上尝试开展。目前国内外开展的并不多，文献仅为实验性研究、病例报道和小样本短期临床研究。

病例51 PMEG F/BEVAR治疗EVAR后Ⅰa型内漏

撰写 韩永新 孔祥骞 董典宁，审校 吴学君

一、简要病史

患者，男性，75岁，因"EVAR后4年，腹胀不适1年，腹痛1个月"入院。有高血压、脑出血后遗症（左侧肢体偏瘫）、心房颤动病史。EVAR前CTA示肾下腹主动脉瘤，瘤体最大直径72.3 mm×59 mm，于2018年12月14日行腹主动脉覆膜支架腔内隔绝术：Medtronic Endurant 32-16-145主体肾下锚定，左侧髂桥接Endurant 16-13-120、16-13-120髂支，右侧髂桥接Endurant 16-24-95髂支，均保留双侧前髂内动脉。术后存在即刻内漏，CODA顺应性球囊与支架近端充分后扩张，内漏显著减轻。术后未规律随诊，2023年9月复查CTA示瘤体增大至96.6 mm×82.8 mm，存在Ⅰa型内漏（图51-1、图51-2）。

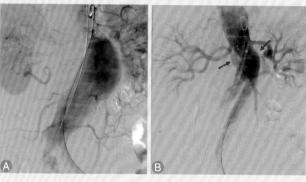

A.EVAR前造影示肾下腹主动脉瘤；B.EVAR后即刻Ⅰa型内漏（红色箭头）。

图51-1 造影结果

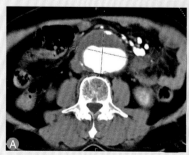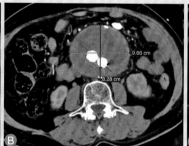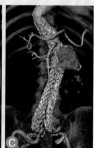

A.EVAR前CTA，瘤体直径为7.23 cm×5.90 cm；B、C.EVAR后瘤体增大至9.66 cm×8.28 cm，VR见支架近端造影剂持续在瘤腔显影，存在Ⅰa型内漏。

图51-2 术前、术后CTA

二、病例特点

患者为老年男性，肾下 EVAR 后Ⅰa型内漏，瘤腔持续增大，存在腹胀不适，高龄，支架近端延长 Cuff（短覆膜支架）封闭支架近端漏口为有效治疗手段，同时需要行开窗或分支支架腔内主动脉隔绝术（F/BEVAR）内脏分支全腔内重建。

三、治疗过程

医生改制支架（PMEG）：测量各内脏分支钟点位置及分支直径、近远端锚定区腹主动脉直径，体外开窗。裁剪合适长度 Medtronic VALIANT THORACIC 36-36-150 胸主动脉支架，应用直径 6 mm GORE Viabahn 缝制肠系膜上动脉外分支（mini-Cuff），缝制双侧肾动脉内分支。束径后，双侧肾动脉分支预置轨道导丝（V-18），回装至输送装置（图 51-3）。

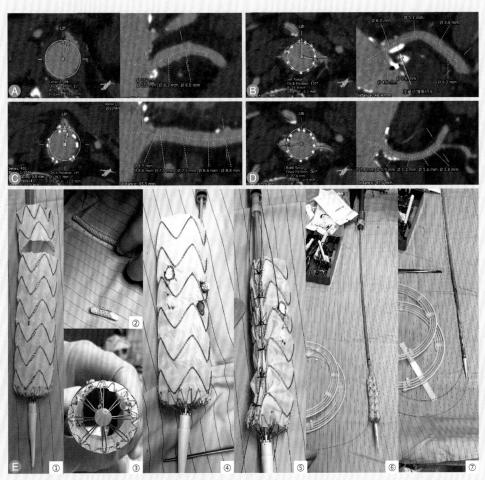

A、B、C、D.依次为腹腔干、肠系膜上动脉、左肾动脉、右肾动脉钟点位及其分支直径，策划开窗位置、大小及内/外分支必要性评估。E.PMEG 过程：①Medtronic 胸主动脉支架截断部分；②6 mm Viabahn；③、④肠系膜上动脉 mini-Cuff 指向性外分支及肾动脉内分支，腹腔干开窗后，Interlock 弹簧圈去纤毛后应用 Prolene 6-0 进行环周加固，同时起到标记窗口的作用；⑤V-18 导丝束径增加腔内可调节空间；⑥、⑦双肾动脉预置轨道导丝（V-18）后回装至输送装置。

图 51-3　PMEG 术前评估与过程

　　双股动脉穿刺，右侧上主体，左侧造影并备用超选内脏动脉。左腋动脉切开，18F 大鞘送到降主动脉，建立左腋 - 右股通路。右肱动脉穿刺，6F 90 cm 或 7F 90 cm 长鞘备用，备超选肠系膜上动脉及腹腔干。双肾动脉顺利超选，应用球囊带鞘技术分别跟进长鞘。尝试经上肢入路超选肠系膜上动脉，经历 60 分钟操作未能成功，遂改为经股动脉入路，成功超选入肠系膜上动脉。双侧肾动脉分置入 GORE Viabahn 6-50 覆膜支架，肠系膜上动脉置入 BARD Lifestream 8-37 球扩式覆膜支架。应用 CODA 非顺应性球囊后扩张，再次造影内漏消失（图 51-4）。

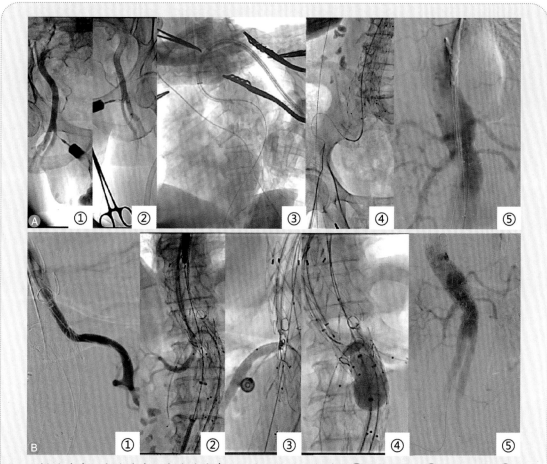

A. 双侧股动脉、右肱动脉及左腋动脉建立入路；B. 依次超选入①左肾动脉、②右肾动脉及③肠系膜上动脉分支，双肾动脉置入 6-50 Viabahn，肠系膜上动脉放入 8-37 Lifestream，④CODA 球囊、分支内小球囊配合后扩张，⑤内漏消失。

图 51-4　术中造影

　　术后检查结果见图 51-5。

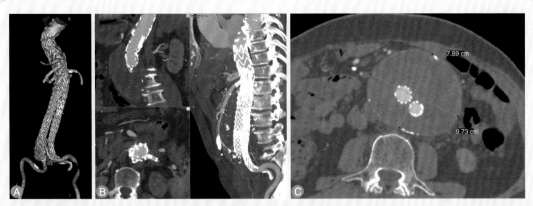

A. 术后 VR 成像，四分支显影良好；B. 瘤腔内未见造影剂显影，主体支架及分支支架形态良好，管腔通畅；C. 瘤体较 F/BEVAR 治疗前未增大。

图 51-5　术后检查

四、病例回顾与讨论

手术过程回顾：双肾动脉、肠系膜上动脉邻近内漏部位，单纯开窗放置覆膜支架是个选择，但是窗口内漏导致Ⅲc 型内漏风险高；外分支重建内脏动脉没有操作空间；双肾动脉内分支保证了分支支架和大支架的充分重叠长度，从而避免内漏；而且内分支外口较单纯开窗更宽大，内分支对超选导丝导管提供了更好的支撑力，使得肾动脉对位的容错率更高、肾动脉的超选更容易；双肾动脉内分支、肠系膜上动脉缝制 3 ～ 5 mm 长度的 mini-Cuff、头臂干单纯开窗：选用 6 mm × 100 mm 的 Viabahn 缝制内分支；用 Medtronic 3636150 胸主支架台上改制 PMEG，双肾动脉内分支分别预置 V-18 导丝引导上肢入路的超选。

反思：双肾动脉超选并送入长鞘耗时 30 分钟；肠系膜上动脉上肢入路无法跟进导管，改左股入路超选成功并送入长鞘，耗时 60 分钟，与肠系膜上动脉的 mini-Cuff 影响操作相关。

总体来说，内漏栓塞的技术成功率较高，在特定患者群体中为 67% ～ 100%，但Ⅰa 型内漏的复发率则有所不同，重新进行 F/BEVAR 可以作为治疗 EVAR 后Ⅰa 型内漏的可行方案。目前该技术相关文献报道仍较少，为了获得最佳结果，该手术需要术前精细评估影像学特征、精心规划手术方案，术者的丰富操作经验为手术成功的重要因素，尚需要更大规模的系列研究和长期随访来确认其有效性和持久性。

病例52　PMEG复合原位开窗技术治疗EVAR后Ⅰ型内漏

撰写　何杨燕　贺赟鋆，审校　张鸿坤

一、简要病史

患者，男性，23岁，因"腹主动脉瘤支架置入术后Ⅰ型内漏"入院。该患者患再生障碍性贫血数年，入院时白细胞计数正常，血红蛋白 99 g/L，血小板 23×10^9/L。1年前发现腹主动脉瘤及双肾动脉瘤，于当地医院行 EVAR 及右肾动脉瘤栓塞 + 覆膜支架置入术。

二、病例特点

本例为青年男性，可能有结缔组织病（患者拒绝行基因检测），有再生障碍性贫血病史，目前血小板水平极低，不能耐受开放手术治疗，腔内手术治疗对于该患者来说更为合适。本次手术需要同时治疗 EVAR 后Ⅰ型内漏及双肾动脉瘤。术前 CTA 结果见图 52-1、图 52-2。

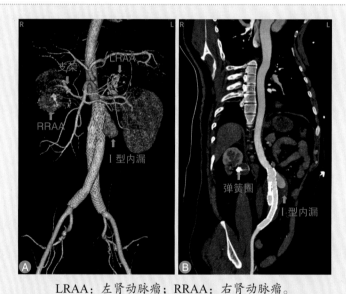

LRAA：左肾动脉瘤；RRAA：右肾动脉瘤。

图 52-1　术前 CTA 示患者为 EVAR 后Ⅰ型内漏，双肾动脉瘤，其中右肾动脉瘤已行瘤体内栓塞及 Viabahn 5-25 支架置入，左肾动脉瘤未行治疗

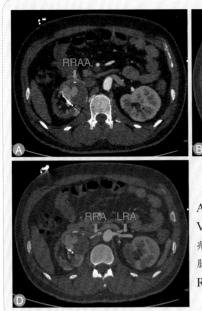
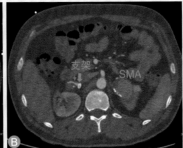
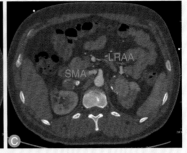
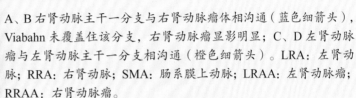

A、B 右肾动脉主干一分支与右肾动脉瘤体相沟通（蓝色细箭头），Viabahn 未覆盖住该分支，右肾动脉瘤显影明显；C、D 左肾动脉瘤与左肾动脉主干一分支相沟通（橙色细箭头）。LRA：左肾动脉；RRA：右肾动脉；SMA：肠系膜上动脉；LRAA：左肾动脉瘤；RRAA：右肾动脉瘤。

图 52-2 术前横断面 CTA

三、治疗过程

本例治疗主要思路：术中输注血小板的同时，分步处理各动脉瘤。①封堵右肾动脉瘤。超选入右肾动脉，栓塞动脉瘤以促进动脉瘤血栓形成，再栓塞责任分支，为了严密封堵，再置入 Viabahn 6-25 一枚，与原右肾 Viabahn 部分重叠，覆盖责任分支。②左肾动脉瘤责任分支靠近左肾动脉开口，动脉瘤显影慢，流量小，计划在延长近端锚定区后，置入左肾动脉分支支架时覆盖该分支。③延长原腹主动脉主体支架近端锚定区，体外预开窗重建肠系膜上动脉，再采用顺行原位开窗保留双肾动脉。造影提示腹主动脉及内脏动脉血流通畅，双肾动脉瘤不显影，腹主动脉瘤无内漏（图 52-3 ～图 52-6）。

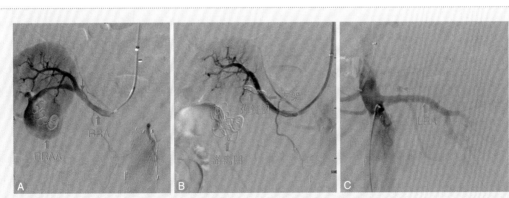

A. 右肾动脉主干一分支与右肾动脉瘤体相沟通（蓝色细箭头）；B. 瘤体内填塞 Cook35 弹簧圈，责任分支内填塞 Cook18 游离圈，再置入 Viabahn 6-25 一枚与原右肾 Viabahn 部分重叠，覆盖责任分支，右肾动脉瘤无显影；C. 左肾动脉瘤责任分支靠近左肾动脉开口（橙色细箭头）。LRA：左肾动脉；RRA：右肾动脉；RRAA：右肾动脉瘤。

图 52-3 术中 DSA

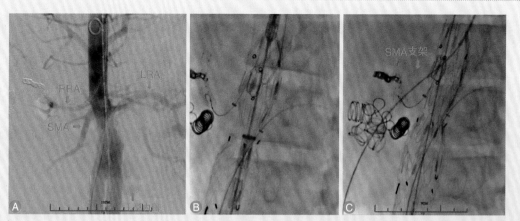

A.双肾动脉置鞘备份以便于开窗破膜指引；B.在体外释放先健Cuff 26-80（第一手术主体支架为Gore C3 23-12-140），预开窗并缝制标记（蓝色箭头），重装，在体内释放，窗口对准肠系膜上动脉；C.再通过置入Cordis Smartcontrol 8-40支架一枚重建肠系膜上动脉。LRA：左肾动脉；RRA：右肾动脉；SMA：肠系膜上动脉。

图52-4 术中DSA

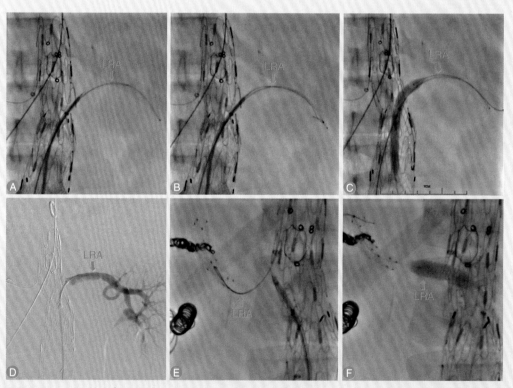

通过RUPS 100及先健穿刺针进行左肾动脉开窗破膜，开窗成功后送入V-18导丝，球囊预扩，再置入Viabahn 8-50一枚重建左肾动脉，同时覆盖左肾动脉瘤责任分支。同法进行右肾动脉原位开窗，置入百多力Dynamic 6-19一枚重建右肾动脉。LRA：左肾动脉。

图52-5 术中DSA

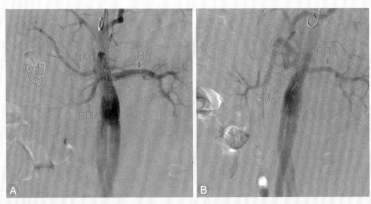

腹主动脉及内脏动脉血流通畅，双肾动脉瘤不显影，腹主动脉瘤无内漏。LRA：左肾动脉；RRA：右肾动脉；SMA：肠系膜上动脉。

图 52-6　术中 DSA

四、病例回顾与讨论

本例的治疗难点在于如何重建内脏动脉。一个分支的预开窗可以对位更为准确且不需要复杂费时的束径技术，而原位开窗可以"因地制宜"，预开窗与原位开窗技术相结合可以充分发挥两者的优势，使内脏动脉重建更有效率。

在内脏区顺行原位开窗中，我们要关注以下几点。

（1）对于原位开窗的靶血管需要备份导丝及鞘，其主要作用有 3 个：①通过长鞘推注造影剂可以识别靶血管开口；②在主体支架释放后，可利用长鞘和主体支架间的缝隙使靶器官得到一定血供；③万一开窗失败可改用"烟囱"技术。

（2）如何提高原位开窗的成功率？调整鞘的弯度使其顶住支架的覆膜，穿刺针要略低于目标位置进行穿刺破膜，跟进的导丝需要预塑形，使其有一定弧度，便于超选入靶血管。

病例53 弹簧圈栓塞治疗扭曲瘤颈腹主动脉瘤EVAR中Ⅰ型内漏

撰写 张峰 张楠，审校 毕伟

一、简要病史

患者，男性，74岁，主因"查体发现腹主动脉瘤2天"入院。有腰椎间盘突出病史5年，未行规范治疗。吸烟史20年，少量饮酒40余年。

二、病例特点

患者为老年男性，因为双下肢无力查体发现腹主动脉瘤2天，腹主动脉瘤大，最大直径接近10 cm，导致腹主动脉瘤颈及双侧髂总动脉及髂外动脉扭曲严重，合并右髂内动脉瘤形成（图53-1、图53-2）。腹主动脉瘤颈扭曲接近60°，瘤体大。支架主体锚定区释放困难，既要考虑尽量远离双侧肾动脉起始部，同时也要保证支架释放后不会滑脱至瘤腔内，一旦出现由瘤颈角度大导致支架无法完全贴合动脉壁而致Ⅰ型内漏，要积极采取补救措施。释放远端双侧髂外动脉覆膜支架过程中，要避免因动脉扭曲导致支架被"盖帽"的情况发生。

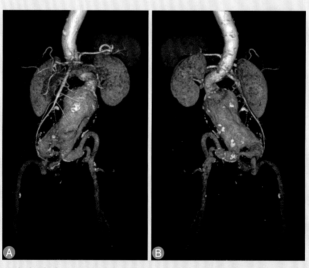

图 53-1 术前CTA示腹主动脉、双侧髂总动脉、右髂内动脉瘤样扩张，瘤颈、双侧髂总动脉及髂外动脉扭曲严重

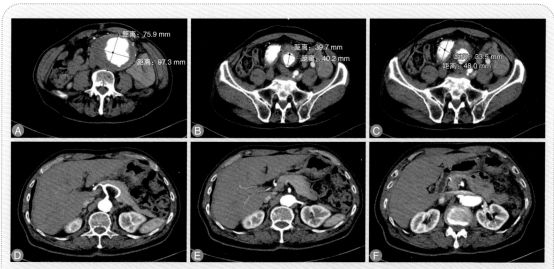

图 53-2　横断面 CTA 示腹主动脉最大直径 97.3 mm，左髂总动脉最大直径 40.2 mm，右髂总动脉
最大直径 48.0 mm，右髂内动脉最大直径 31.4 mm

三、治疗过程

本例采用覆膜支架腔内隔绝腹主动脉瘤，瘤体近心端弹簧圈栓塞，以保证释放支架的同时避免Ⅰ型内漏的发生；右髂内动脉瘤栓塞；双侧髂总动脉及髂外动脉覆膜支架覆盖至扭曲动脉远端，以适应动脉自然扭曲形态，避免"盖帽"事件发生。完成手术后，造影腹主动脉瘤消失，近心端Ⅰ型内漏血流缓慢，右髂内动脉瘤消失，双侧髂总及髂外动脉自然扭曲，支架形态良好。双侧肾动脉及肠系膜上动脉显影通畅（图 53-3 ~ 图 53-5）。

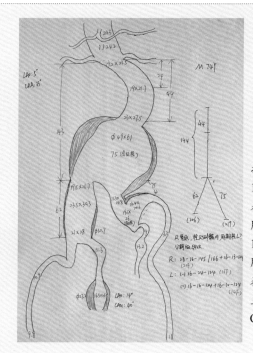

拟手术方案：方案一，经左股动脉置入 28-16-145 /166 Endurant Ⅱ 主体支架 +16-13-124 覆膜支架，经右股动脉置入 16-24-124 覆膜支架；方案二：经左股动脉置入 28-16-145 /166 Endurant Ⅱ 主体支架 +16-13-124 覆膜支架，经右股动脉 16-16-124+16-10-124 覆膜支架。备用 25-16-145 /166 Endurant Ⅱ 主体支架。LAO：左前斜；CRA：头位；CAU：足位。

图 53-3　术前拟手术方案

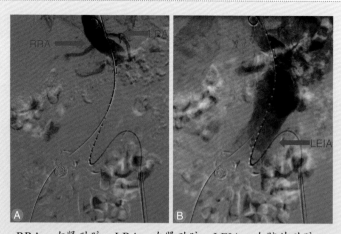

RRA：右肾动脉；LRA：左肾动脉；LEIA：左髂外动脉。

图 53-4　术中 DSA 示腹主动脉下段瘤样扩张，瘤颈及双侧髂动脉扭曲，右髂总动脉置入超硬导丝后自然扭曲消失

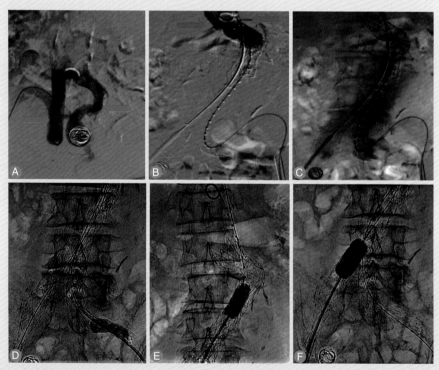

A.弹簧圈栓塞右髂内动脉瘤；B.释放 28-16-166 腹主动脉覆膜支架主体，近端定位于肾动脉下缘水平腹主动脉，造影显示双侧肾动脉显影良好；C.左侧依次桥接 16-16-124、16-13-124 髂动脉分体覆膜支架，远端定位于左髂外动脉扭曲远端，右侧桥接 16-13-124 髂动脉分体覆膜支架，远端定位于右髂外动脉扭曲远端；D、E、F.CODA 球囊扩张支架近端、支架桥接处及支架远端。

图 53-5　手术过程

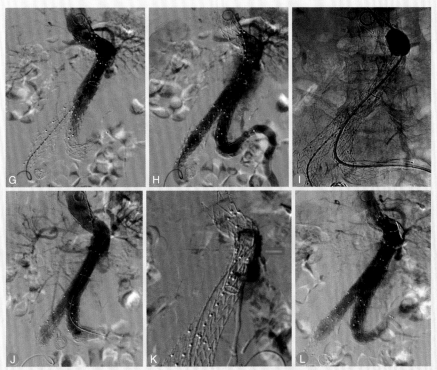

G、H. 扩张后造影示腹主动脉瘤消失，近心端Ⅰ型内漏，右髂内动脉瘤消失，双侧髂总及髂外动脉自然扭曲，支架形态良好；I. 再次应用 CODA 球囊扩张支架近心端；J. 扩张后造影示支架近端仍存在Ⅰ型内漏；K. 通过造影导管明确内漏位置，并用弹簧圈栓塞瘤腔；L. 再次造影示内漏明显减轻，瘤腔缓慢显影。

图 53-5　手术过程（续）

出院前患者行腹主动脉 CTA 明确手术效果。腹主动脉内覆膜支架形态良好，未见瘤腔内造影剂填充。右髂内动脉未见显影；双侧髂总动脉及髂外动脉走行自然，显影通畅（图 53-6）。

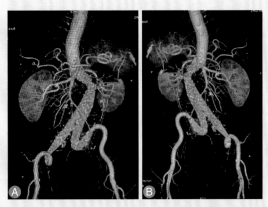

图 53-6　术后 CTA 示覆膜支架形态良好，瘤腔内未见造影剂填充，双髂动脉走行自然，双肾动脉显影良好

四、病例回顾与讨论

本例的治疗难点在于腹主动脉瘤体大，导致瘤颈及双侧髂总动脉和髂外动脉扭曲严重。为了能获得满意的治疗效果，覆膜支架近心端定位非常重要，保证不覆盖肾动脉，要解决Ⅰ型内漏的问题。同时远端髂外动脉扭曲处支架覆盖避免"盖帽"情况发生。

在治疗过程中应着重注意以下方面。

（1）患者高龄、肥胖，开放手术会对患者造成较大创伤，所以选用覆膜支架腔内隔绝治疗。

（2）本例腹主动脉瘤体大，导致瘤颈及双侧髂总动脉和髂外动脉扭曲是其特点，也是其治疗难点。在覆膜支架置入过程中存在困难，如瘤颈扭曲接近60°，瘤腔较大，主体支架近心端锚定过程中容易造成支架移位；支架释放后，与动脉壁贴合不紧密，容易造成Ⅰ型内漏。综上，决定在释放主体支架时略高于肾动脉开口，释放第一节支架后缓慢回撤支架于正常锚定区，以达到释放支架张力势能的目的，同时瘤腔内保留单位导管，为出现Ⅰ型内漏后做弹簧圈封堵做准备。

（3）本例中双侧髂总及髂外动脉长而扭曲。其治疗难点在于髂动脉分支支架释放后可能出现"盖帽"问题。双侧超硬导丝通过双侧髂动脉过程中会强行纠正髂动脉扭曲，此时测量及释放髂动脉分支支架无法判断与自然扭曲动脉位置关系，极容易造成支架"盖帽"，导致髂动脉分支支架闭塞可能。综上情况，可以考虑在双侧髂总动脉及髂外动脉自然扭曲情况下测量所需髂动脉分支支架长度，释放髂动脉分支支架过程包括近心段重叠长度严格按照测量长度进行。

（4）本例右髂内动脉瘤形成，双侧髂总动脉及髂外动脉扭曲，根据扭曲情况选择同侧入路进入双侧髂内动脉瘤，达到事半功倍的效果，可减少手术时间及射线照射时间。

病例54　杂交手术治疗巨大腹主动脉瘤术后内漏合并破裂

撰写　翁翔，审校　周为民

一、简要病史

患者，男性，81 岁，主因"腹主动脉腔内隔绝术后 4 年余，突发左下腹剧烈疼痛 5 小时"入院。有高血压病史 10 余年。既往于 2018 年 11 月 11 日因腹主动脉瘤行腹主动脉腔内隔绝术（图 54-1），2023 年 2 月 9 日因腹主动脉瘤术后内漏行肠系膜下动脉弹簧圈栓塞术（图 54-2、图 54-3）。

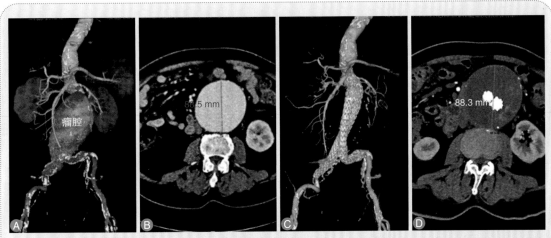

A.腔内隔绝前重建图像；B.最大直径横断面直径；C.术后 4 年重建图像；D.术后 4 年最大直径横断面直径。

图 54-1　腹主动脉瘤腔内隔绝术前和隔绝术后 4 年复查 CTA 图像

二、病例特点

患者为老年男性，腹主动脉瘤腔内隔绝术后内漏至假腔致其显著增大，横断面达 134 mm×130 mm，瘤颈不足 15 mm，原支架缺乏足够的近端健康锚定区，需在原支架近端置入大动脉腹膜支架，同时重建双肾动脉；且瘤腔周围渗出提示动脉瘤破裂，病情危急，需急诊手术处理。同时因患者腹主动脉瘤腔巨大，导丝选入动脉瘤分支血管难度极大，且Ⅱ型内漏来源的瘤壁分支血管及其数量不能明确，通过介入栓塞的方式处理可行性极低，故只能选择开腹结扎动脉瘤壁的分支血管。

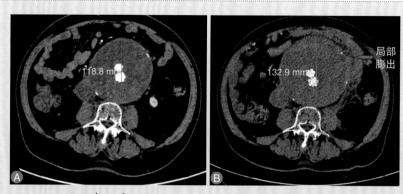

2023 年 6 月 7 日　　　　　2024 年 1 月 26 日

A. 栓塞术后 4 月复查最大直径图像；B. 栓塞术后 11 月复查最大直径图像。

图 54-2　肠系膜下动脉栓塞术后复查 CTA 结果

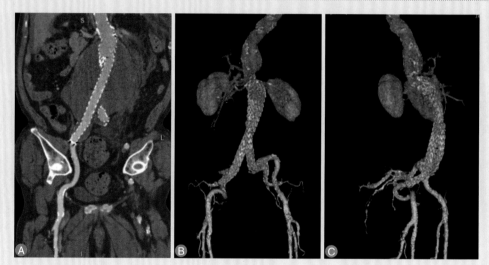

A. 瘤腔内造影剂显影；B、C. 腹主动脉瘤颈极短，原支架近端紧贴肾动脉下缘。

图 54-3　本次手术前 CTA 示腹主动脉及双侧髂动脉支架置入术后支架外瘤腔可见造影剂显影

三、治疗过程

本例采用杂交手术方式，于左肾动脉近端水平释放一枚大动脉覆膜支架，远端与原腹主动脉腹膜支架部分重叠，完全覆盖动脉瘤体的同时获得足够的近端健康锚定区。采用"烟囱"技术于双肾动脉释放两枚腹膜支架重建双肾动脉。顺应球囊阻断腹主动脉后开腹，结扎腰动脉和瘤体分支血管，剪除部分瘤壁并清洗腹腔。开放阻断后造影提示腹主动脉、双肾动脉、双侧髂动脉显影通畅。充分止血及清洗腹腔后关腹（图 54-4）。

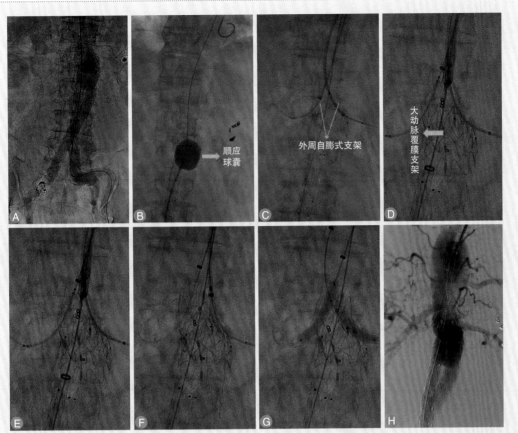

A.DSA 明确腹主动脉支架内漏来源及原腹主动脉支架与双肾动脉位置关系；B. 使用顺应球囊（AB46）阻断腹主动脉；C. 经左右两侧肱动脉入路，于双肾动脉各置入外周自膨式支架（PRP 35-06-040-120）一枚；D. 经左股动脉入路将大动脉覆膜支架（TAA 3628B200）放置于双肾动脉上方；E. 松开顺应球囊，测量相关数据后于左肾动脉上缘释放大动脉覆膜支架（TAA 3628B200）；F. 释放双肾动脉外周自膨式支架（PRP 35-06-040-120）；G. 使用经皮腔内血管成形导管对双肾动脉支架进行后扩张；H. 再次造影示腹主动脉、双肾动脉及双侧髂动脉支架内造影剂显影通畅，未见造影剂溢出。

图 54-4 手术过程

再次使用顺应球囊（AB46）阻断腹主动脉，取上腹正中切口向左绕脐长约 25 cm 至耻骨联合上方，切开腹主动脉前壁，结扎腰动脉及瘤体分支血管并切除部分瘤壁后将瘤体缝合，充分止血并清洗腹腔后关腹。

四、病例回顾与讨论

本例的治疗难点在于腹主动脉瘤腔巨大，横断面达 134 mm×130 mm，且瘤壁有较大破口，病情危急，术前评估时间较短。为了完全隔绝瘤腔、获得健康的近端锚定区，大动脉覆膜支架需覆盖双肾动脉，同时为了保证双肾动脉血供需对双肾动脉进行重建。

在治疗过程中应着重注意以下方面。

（1）本例巨大腹主动脉支架内漏至动脉瘤腔进一步扩大且已出现破口，病情危急。手术目的在于以最短的时间完全隔绝动脉瘤腔、去除内漏的同时确保双肾动脉的血供。考虑患者高龄，且患者既往腹主动脉及双侧髂动脉已使用覆膜支架重建，同时因患者腹主动脉瘤腔巨大，导丝选入动脉瘤分支血管难度极大，且Ⅱ型内漏来源的瘤壁分支血管及其数量不能明确，通过介入栓塞的方式处理可行性极低，故选择开腹结扎动脉瘤壁的分支血管，同时可去除多余瘤壁及清洗腹腔淤血，降低术后腹腔脏器粘连的风险。对于肾动脉的重建方式，采用预开窗或者分支支架技术存在较大困难，需更长的手术时间，病情不允许，选择原位开窗则肾动脉的入路存在问题，故采用平行支架技术／"烟囱"技术，因取材方便，技术相对简单，适用于此类病情危急、与时间赛跑的患者。

（2）"烟囱"技术／平行支架技术即在分支动脉中植入平行于主体支架的分支支架。其优势在于瘤颈的解剖适应范围广、无须厂家定制或台上制作开窗，适用于更紧急的情况；不过平行支架也具有以下缺点：分支支架、主动脉壁和主体支架间难免存在沟槽，造成较高的Ⅰa型内漏风险、支架间相互挤压可能造成分支支架狭窄、闭塞。故需准确测量相关数据，选择合适尺寸的主动脉覆膜支架以避免内漏和支架间相互挤压，同时术后定期复查 CTA 是非常必要的。

参考文献

[1] 夏林述鑫, 金星, 王霞, 等. 开窗与"烟囱"EVAR 技术治疗腹主动脉瘤的中远期疗效研究进展 [J]. 血管与腔内血管外科杂志, 2021, 7(4): 452-455, 481.

[2] 戴向晨, 陈永辉. 肾周腹主动脉瘤的腔内治疗进展 [J]. 中国血管外科杂志 (电子版), 2022, 14(4): 297-300.

[3] 依地热斯·艾山, 李新喜, 田野, 等. 开窗支架与烟囱技术腔内治疗腹主动脉瘤疗效比较的 Meta 分析 [J]. 中国普通外科杂志, 2019, 28(6): 696-705.

病例55　超声造影引导下经皮经腹穿刺瘤腔栓塞技术治疗EVAR后复杂Ⅱ型内漏

撰写　李栋林　曾庆龙，审校　张鸿坤

一、简要病史

患者，女性，39岁，因"腹主动脉瘤EVAR后半年，发现内漏3天"入院。9年前行剖宫产手术；半年前因腹主动脉瘤行腔内隔绝术及Riolan动脉弓远端栓塞。无高血压、马方综合征等病史。否认家族史及免疫疾病史。CTA检查结果见图55-1。

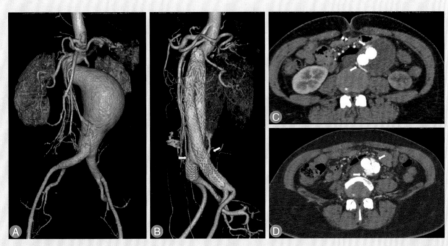

A. 术前腹主动脉CTA显示肾下腹主动脉瘤，瘤体巨大（最大直径6.46 cm），瘤颈明显扭曲；B. 术后半年复查腹主动脉CTA显示支架位置、形态可，Ⅱ型内漏（白色箭头）；C、D.CTA显示Ⅱ型内漏，可见和腰动脉有沟通（白色箭头），瘤体较术前明显增大（最大直径7.82 cm）。

图55-1　EVAR术前及术后CTA

二、病例特点

患者为中年女性，肾下巨大腹主动脉瘤，半年前已行腹主动脉瘤腔内修复，支架术后造影见肠系膜下动脉明显反流，有Ⅱ型内漏，即刻行栓塞治疗（肠系膜下动脉和Riolan动脉弓成角陡峭，微导管未能进入肠系膜下动脉，遂栓塞Roilan动脉远端），栓塞后造影内漏明显减轻。此次复查仍有明显Ⅱ型内漏，同时瘤体持续增大。综合运用CTA、超声造影、DSA检查评估内漏来源及栓塞入路，为内漏完全栓塞提供帮助。第一次手术已将Riolan动脉栓塞，目前内漏考虑腰动脉来源为主，除非髂内动脉和腰动脉有粗大侧支沟通且导管能通过，否则常规经动脉途径栓塞非常困难，如何栓塞是难点。

三、治疗过程

患者术前行超声造影评估内漏明确，与术前 CTA 一致（图 55-2）。手术在全身麻醉下进行。自右侧腹股沟逆行穿刺股动脉，置入 4F 血管鞘，全身肝素化。导丝导管配合至腹主动脉及髂动脉，多次造影提示腹主动脉瘤体内造影剂渗漏，瘤腔与腰动脉、骶正中动脉等多个分支有交通，交通血管纤细扭曲，Ⅱ型内漏明确（图 55-3A、图 55-3B）。微导丝配合微导管经右髂内分支绕路进入右腰动脉，造影发现内漏瘤巢呈不规则形态，可见多个源头（多根腰动脉、骶正中动脉、肠系膜下动脉等）。侧支非常扭曲，微导管继续上行遇到阻力，栓塞瘤巢非常困难。遂在 B 超引导下行超声造影，进一步明确内漏部位及性质，使用 18G 肝穿刺针经皮经腹穿刺瘤体，置入 4F 鞘，造影确认进入瘤体内漏瘤巢。鞘口所在位置和肠系膜下动脉开口接近，予以微导管微导丝超选后进一步栓塞。最后向瘤巢内填塞波科弹簧圈和 Cook 弹簧圈、EV3 液态栓塞剂及人纤维蛋白黏合剂（图 55-3C ~ 图 55-3E）。造影提示腹主动脉瘤体未见明显造影剂渗漏，腹主动脉、双髂动脉、内脏动脉血流通畅（图 55-3F）。超声造影提示瘤体内无明显造影剂渗漏。术后 3 年随访 CTA 提示动脉瘤内漏消失，瘤体不再增大，并逐渐萎缩（图 55-4）。

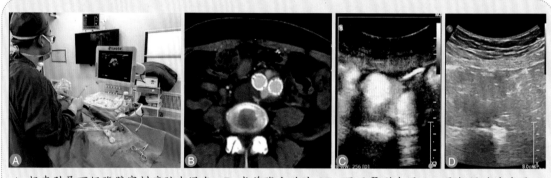

A. 超声引导下经腹壁穿刺瘤腔内漏点；B. 术前腹主动脉 CTA 显示Ⅱ型内漏，可见与腰动脉沟通；
C、D. 超声造影证实内漏和腰动脉沟通，与 CTA 显示内漏位置一致。

图 55-2　术前超声及 CTA 评估

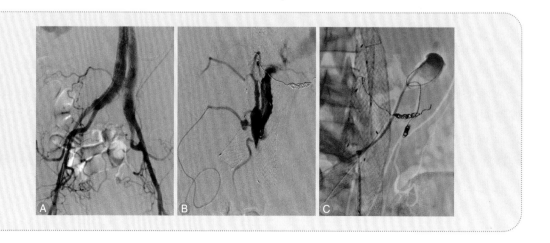

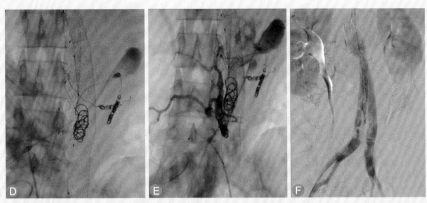

A. 术中腹主动脉造影显示右髂内动脉分支－腰动脉是内漏来源之一；B. 组合微导丝微导管经右髂内动脉分支绕路进入右腰动脉，造影发现内漏瘤巢呈不规则形态，可见多个源头（多根腰动脉、骶正中动脉等），侧支非常扭曲，微导管继续上行遇到阻力；C. 超声引导直接经腹壁穿刺瘤巢置入4F血管鞘，造影显示局部瘤巢和肠系膜下动脉仍然沟通，经瘤巢微导丝微导管组合超选肠系膜下动脉开口并栓塞；D. 经皮直接使用 0.035 弹簧圈栓塞瘤巢；E. 瘤巢和其他分支辅以 Onyx 胶和黏合剂进行栓塞；F. 腹主动脉造影显示内漏完全消失。

图 55-3　术中腹部造影

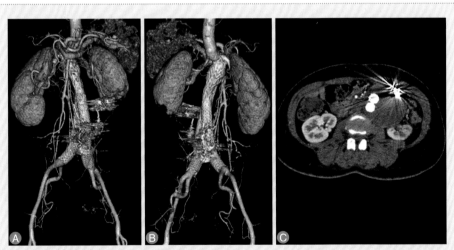

A、B. 术后 3 年腹主动脉 CTA 示支架位置、形态可；C.CTA 示支架内漏消失，瘤体逐渐缩小（最大直径 6.83 cm）。

图 55-4　术后 CTA

四、病例回顾与讨论

　　患者患有肾下巨大腹主动脉瘤，初次行腹主动脉瘤腔内隔绝术，术后造影见肠系膜下动脉反流内漏，因为肠系膜下动脉成角过大，遂行 Riolan 动脉栓塞治疗，栓塞后造影示内漏明显减轻。随访检查发现 II 型内漏仍然明显，瘤体持续扩大，需要二次干预。术后出现的内漏是影响手术远期疗效的最常见因素。EVAR 后内漏的发生是导致动脉瘤体继续增大甚至破裂，以及需要再次干预治疗的最主要原因。Ⅱ型内漏和Ⅰ型、Ⅲ型内漏的处理原则有所不同，稳定的Ⅱ型内漏有时可继续观察，但如果瘤体快速增大，则建议积极处理。

内漏评估方法多样，包括 DSA、CTA、MRA、彩色多普勒超声等，但是每种检查方法各有利弊。由于 DSA 是有创检查，一般不作为后期内漏的诊断性检查手段。增强 CT 扫描是目前 EVAR 后随访检查的"金标准"，对内漏的诊断敏感度高于动脉造影。但 CTA 只提供静态的影像，可因造影剂经肠系膜下动脉、腰动脉或其他较小的侧支延迟进入瘤体，从而造成Ⅱ型内漏的漏诊。超声对内漏的诊断价值日益受到重视，与 CTA 相比具有无创、便携、可以重复操作等优势。超声造影（CEUS）是利用超声造影剂和新型显像技术令血池显像，该技术应用微泡的非线性声学效应来进一步提高灰阶成像的空间分辨率和对比分辨率，从而利于评估低速微循环血流灌注状态，可以发现低流量、低流速的Ⅱ型内漏血流，敏感性最高。MRA 由于对于金属置入物的限制，临床应用较少。本例患者术前综合运用 CTA、超声造影、DSA 检查评估内漏来源及栓塞入路，以备内漏的完全栓塞。

Ⅱ型内漏的栓塞方法首选传统经分支血管栓塞（肠系膜下动脉、髂内动脉等），但有时动脉入路冗长、扭曲，栓塞导管很难进入瘤腔，增大栓塞难度，也难以送入高效的栓塞材料。另外，有时经动脉入路栓塞后，Ⅱ型内漏仍然存在，瘤体仍在增大，此时已没有常规入路再进行栓塞。因此必须寻找新的入路来解决这一难题。本中心创新性应用超声造影引导下经皮经腹直接栓塞瘤腔技术（percutaneous contrast-enhanced ultrasound-guided transabdominal sac embolization，PUSE），入路简便、安全，可用各种栓塞材料，包括弹簧圈、液态栓塞剂、人纤维蛋白黏合剂等，栓塞效果可靠。本例患者在应用经分支血管入路栓塞不满意的情况下，经超声引导下经皮经腹瘤腔穿刺入路，组合应用多种材料栓塞巨大的内漏瘤巢，术后效果满意，瘤体逐渐缩小。

超声造影技术应用于 EVAR 后内漏的诊断和治疗，尤其是那些复杂的Ⅱ型内漏，其优势十分明显，主要有以下 3 点：①超声造影可以动态监测内漏血流，发现低流量、低流速内漏血流，提高内漏诊断率，并且有利于判断内漏来源和分型；②对于无入路的Ⅱ型内漏，可以超声造影定位并引导直接经皮穿刺进行栓塞；③对于有多个回流血管的内漏，通过超声造影定位直接穿刺瘤腔进行栓塞，大大提高栓塞成功率，减少内漏复发。

病例56 **腹主动脉瘤EVAR后髂动脉瘤破裂、Ⅱ+Ⅲ型内漏伴腹主动脉瘤破裂的腔内及开放手术处理**

撰写　罗光泽，审校　戴向晨

一、简要病史

患者，男性，72岁，主因"腹痛10小时"入院。患者于10小时前突发剧烈腹痛，检查发现腹主动脉瘤破裂，伴腹胀、腹痛。腹部CT检查示腹主动脉支架术后，瘤体周围低密度影，腹膜后血肿，考虑腹主动脉瘤破裂。患者于12年前（2012年）行腹主动脉瘤EVAR。患者于2022年8月15日无明显诱因突然出现脐周疼痛，就诊于我院急诊，查CTA示右髂动脉瘤破裂，腹主动脉瘤术后，于急诊局部麻醉＋监护下行右股动脉穿刺术，左肱动脉穿刺术、腹主动脉造影、双髂动脉造影、右髂内动脉弹簧圈栓塞术，蛋白胶填塞、右髂动脉瘤覆膜支架置入术、右髂动脉球囊血管成形术、右髂动脉裸支架置入术。术后患者恢复良好，予以出院。2020—2023年复查CTA结果见图56-1。

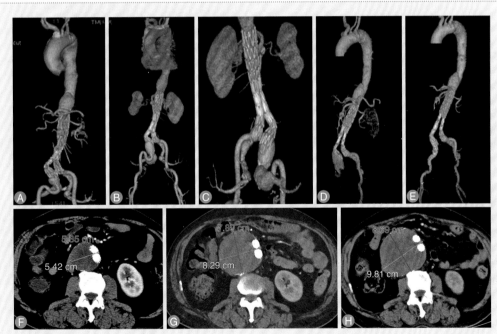

A.2020年复查CTA；B、C.2021年复查CTA；D.2022年再次干预手术前复查CTA；E.2023年复查CTA；F、G、H.提示2021—2023年腹主动脉瘤腔呈逐渐增大趋势。

图56-1　2020—2023年CTA结果

二、病例特点

患者为老年男性，腹主动脉瘤 EVAR 后 10 余年，术后未进行规律复查，从而未及时发现动脉瘤增大及内漏风险，患者因髂动脉瘤破裂行第二次手术治疗，此后复查期间发现动脉瘤有增大趋势且合并 Ⅱ 型内漏，建议及时手术干预治疗，但患者及家属选择保守观察。本次由腹主动脉瘤腔巨大导致动脉瘤破裂，而且髂动脉分支支架由瘤腔增大导致连接处失稳，从而脱离形成 Ⅲ 型内漏，进一步加大破裂出血风险。本例病变极为复杂，且不管介入手术还是开放手术风险均较高。综合考虑患者巨大腹主动脉瘤破裂合并 Ⅱ 型及 Ⅲ 型内漏，介入手术处理难度相对更高（图 56-2）。

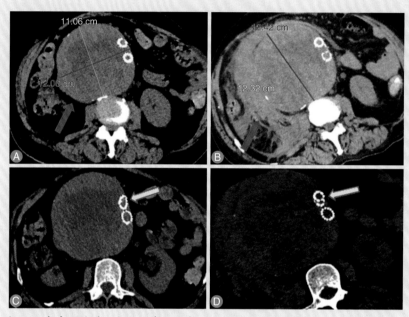

A.2024 年 5 月 23 日患者因腹痛、腹胀门诊行腹部平扫 CT，腹主动脉瘤体较前明显增大（红色箭头）；B.2024 年 7 月 3 日患者再次因腹部突发剧痛急诊行腹部平扫 CT 示腹主动脉瘤腔有大量渗出，考虑腹主动脉瘤破裂出血（红色箭头）；C、D. 对比可见髂动脉分支支架连接处脱离可能（黄色箭头），考虑 Ⅲ 型内漏形成导致动脉瘤增大而破裂。

图 56-2 腹部 CT

三、治疗过程

本例采用开放手术方式，开腹探查术、腹主动脉瘤切开修补术、腰动脉缝扎、右髂动脉分支支架远近端结扎、左股动脉 – 右股动脉人工血管搭桥、盆腔引流术、伤口引流术。术中出血量约 3000 mL。术后转往 ICU 治疗，予以大量输血、止血、抗炎、补液、静脉营养、纠正电解质紊乱及凝血功能异常等。术后 CT 结果见图 56-3。

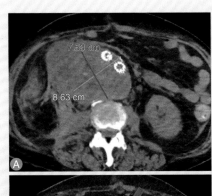

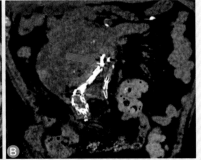

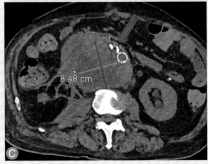

A、B. 术后 1 周，患者腹主动脉瘤腔明显减小，无继发腹腔内出血，缝扎髂动脉分支支架结果良好（红色箭头）；C. 术后 2 周复查腹部CT 结果示腹主动脉瘤腔较前进一步减小，左髂动脉分支支架形态良好（红色箭头）。

图 56-3　术后 CT

四、病例回顾与讨论

本例的治疗难点在于破裂腹主动脉瘤行开放手术，出血风险极大，患者死亡率极高，存在巨大腹主动脉瘤腔同时合并 Ⅱ 型及 Ⅲ 型内漏，近端瘤颈解剖难度大，因此如果将腹主动脉瘤切除取出支架并做人工血管搭桥会显著加大术中出血甚至死亡风险，因此术中仅需要解决瘤腔分支动脉内漏及髂动脉分支支架脱离情况，缩短手术时间并降低出血风险，同时行左股动脉 – 右股动脉人工血管搭桥，避免下肢急性缺血发生。